Heilen mit MMS?

Chlordioxidbehandlungen

nach Jim Humble

Dipl.-Ing. Ali Erhan

ISBN: 1508713839
ISBN-13: 978-1508713838

DANKSAGUNGEN

Ich danke meinem Schöpfer für alles, was mir gegeben wurde und für alles, was mir genommen wurde. Ich danke für mein Sosein. Ich danke meinen Eltern für eine wohl behütete Kindheit. Sie wollten immer, dass ich Arzt werde. Nun bin ich so etwas wie ein Gesundheitsingenieur geworden. Ich danke Jim Humble dafür, dass er meinem Leben eine neue Richtung gegeben hat. Ich danke allen meinen sogenannten "Feinden" und denen, die sich mir in den Weg gestellt haben. Erst durch euch konnte ich wachsen und zu dem werden, wer ich heute bin. DANKE!

HELDEN DER MENSCHHEIT

Viele Menschen haben für die Erforschung, Entwicklung, Anwendung und Verbreitung von alternativen Heilmitteln und -methoden einen hohen persönlichen Preis bezahlt. Sie verloren ihren Arbeitsplatz, ihre Reputation, ihr Vermögen, ihre Wohnung, ihre Familien, ihre Freiheit, ihre Gesundheit und einige sogar ihr Leben. Die meisten haben dennoch bis zum Schluss nicht aufgehört ihre Ansichten und Interessen weiterhin zu vertreten. Einige Namen fallen einem da sofort ein, andere Pioniere haben zu einer Zeit gewirkt, als noch kein Internet ihre Erkenntnisse oder deren Verfolgung und Unterdrückung verbreiten konnte. Es wäre daher ungerecht hier einige Namen explizit zu nennen und damit hervorzuheben. Was hat all diese Menschen angetrieben trotz aller Verfolgungen und Bedrohungen weiter zu machen? Empathie und Nächstenliebe! Ganz nach dem Motto: „Ich kenne etwas, das vielen Menschen helfen kann ihr Leid zu lindern oder sie vor einem vorzeitigen Tode bewahren kann und ich kann nicht ruhig schlafen bevor die ganze Welt zumindest von dieser Möglichkeit Kenntnis hat.“ Aus diesem Grunde sind solche Menschen für mich „Helden der Menschheit und der Menschlichkeit“. Wir und Generationen nach uns haben diesen Pionieren viel zu verdanken und wir sollten daher öfter ihrer gedenken!

INHALTSVERZEICHNIS

Heilaussagen, Haftungsausschluss und Lizenzen

Die Informationen in diesem Buch, E-Book, auf unseren Internetseiten oder in unseren Seminaren und Workshops sind ausschließlich informativ und stellen keine Heilaussagen oder einen Ersatz für ärztliche Behandlung dar. Das mit einer falschen Diagnose oder Behandlung verbundene Risiko kann nur durch Hinzuziehung medizinischen Fachpersonals verringert werden. Therapie, Diagnose und Behandlungen von Erkrankungen sind ausschließlich nach dem Gesetz den Ärzten, Heilpraktiker und Psychotherapeuten vorbehalten. Falls auf unseren Seiten oder in unseren Veranstaltungen Hinweise, Dosierungen oder Anwendungen von bestimmtem Verfahren erwähnt werden, wird für mögliche medizinische Intentionen oder Vorgehensweisen keine Gewähr übernommen. Dem Benutzer ist angehalten, durch Konsultation der oben angeführten Spezialisten festzustellen, ob die Richtwerte und Empfehlungen im konkreten Fall zutreffen. Jede Anwendung, Dosierung oder Therapie erfolgt immer eigenverantwortlich und auf eigene Gefahr.

Inhalt des Buches / E-Books / Onlineangebotes
Der Autor/Vortragende Dipl.-Ing. Ali Erhan ist kein Arzt oder Heilpraktiker, sondern Maschinenbauingenieur und IT-Spezialist. Er legt Dir in diesem Buch, E-Book, in seinen Seminaren und Workshops eine Literaturzusammenfassung und Aussagen aus seiner persönlichen MMS-Trainer-Ausbildung bei dem Entdecker von MMS, Jim Humble, sowie Interviews u.a. mit den Insidern Dr. Andreas Kalcker, Kerri Rivera, Leo Koehof und Dr. med. Antje Oswald sowie weiterer Recherchen dar. Dies alles soll Dir als freiem und selbstbestimmten Bürger lediglich als Information zu selbstverantwortlichem Handeln dienen. Der Autor/Vortragende gibt niemandem Empfehlungen Dinge zu tun oder zu unterlassen. Der Autor/Vortragende hat keine Heilmittel oder -methoden selber er- oder gefunden und hat auch noch niemanden behandelt, außer sich selbst. Der Autor /Vortragende haftet nicht für Schäden, die sich aus der Anwendung der hier geschilderten Methoden ergeben, insbesondere nicht für Verbesserungen oder Verschlechterungen Deines Gesundheitszustandes. Diese Veröffentlichungen und Veranstaltungen dienen lediglich der Diskussion und Verbreitung von faszinierendem Heilwissen. Der Autor übernimmt keinerlei Gewähr für die Aktualität, Korrekt-

heit, Vollständigkeit oder Qualität der bereitgestellten Informationen. Haftungsansprüche gegen den Autor, welche sich auf Schäden materieller oder ideeller Art beziehen, die durch die Nutzung oder Nichtnutzung der dargebotenen Informationen bzw. durch die Nutzung fehlerhafter und unvollständiger Informationen verursacht wurden, sind grundsätzlich ausgeschlossen. Die Gebrauchs- und Warnhinweise sowie die Sicherheitsdatenblätter der genannten Mittel sind zu beachten. Alle Angebote sind freibleibend und unverbindlich. Der Autor behält es sich ausdrücklich vor, Teile der Seiten oder das gesamte Angebot ohne gesonderte Ankündigung zu verändern, zu ergänzen, zu löschen oder die Veröffentlichung zeitweise oder endgültig einzustellen.

Verweise und Links

Bei direkten oder indirekten Verweisen auf fremde Webseiten ("Hyperlinks"), die außerhalb des Verantwortungsbereiches des Autors liegen, würde eine Haftungsverpflichtung ausschließlich in dem Fall in Kraft treten, in dem der Autor von den Inhalten Kenntnis hat und es ihm technisch möglich und zumutbar wäre, die Nutzung im Falle rechtswidriger Inhalte zu verhindern. Der Autor erklärt hiermit ausdrücklich, dass zum Zeitpunkt der Linksetzung keine illegalen Inhalte auf den zu verlinkenden Seiten erkennbar waren. Auf die aktuelle und zukünftige Gestaltung, die Inhalte oder die Urheberschaft der verlinkten/verknüpften Seiten hat der Autor keinerlei Einfluss. Deshalb distanziert er sich hiermit ausdrücklich von allen Inhalten aller verlinkten bzw. verknüpften Seiten, die nach der Linksetzung verändert wurden. Diese Feststellung gilt für alle innerhalb des eigenen Internetangebotes gesetzten Links und Verweise sowie für Fremdeinträge in vom Autor eingerichteten Gästebüchern, Diskussionsforen, Linkverzeichnissen, Mailinglisten und in allen anderen Formen von Datenbanken, auf deren Inhalt externe Schreibzugriffe möglich sind. Für illegale, fehlerhafte oder unvollständige Inhalte und insbesondere für Schäden, die aus der Nutzung oder Nichtnutzung solcherart dargebotener Informationen entstehen, haftet allein der Anbieter der Seite, auf welche verwiesen wurde, nicht derjenige, der über Links auf die jeweilige Veröffentlichung lediglich verweist.

Urheber- und Kennzeichenrecht

Der Autor ist bestrebt, in allen Publikationen die Urheberrechte der verwendeten Bilder, Grafiken, Tondokumente, Videosequenzen und Texte zu beachten, von ihm selbst erstellte Bilder, Grafiken, Tondokumente, Videosequenzen und Texte zu nutzen oder auf lizenzfreie Grafiken, Tondokumente, Videosequenzen und Texte zurückzugreifen. Alle innerhalb des E-Books oder Internetangebotes genannten und ggf. durch Dritte geschützten Marken- und Warenzeichen unterliegen uneingeschränkt den Bestimmungen des jeweils gültigen Kennzeichenrechts und den Besitzrechten der jeweiligen eingetragenen Eigentümer. Allein aufgrund der bloßen Nennung ist nicht der Schluss zu ziehen, dass Markenzeichen nicht durch Rechte Dritter geschützt sind! Das Copyright für veröffentlichte, vom Autor selbst erstellte Objekte bleibt allein beim Autor der Seiten. Eine wirtschaftliche Vervielfältigung oder Verwendung solcher Grafiken, Tondokumente, Videosequenzen und Texte in anderen elektronischen oder gedruckten Publikationen ist ohne ausdrückliche Zustimmung des Autors nicht gestattet.

Rechtswirksamkeit dieses Haftungsausschlusses

Dieser Haftungsausschluss ist als Teil der Bücher, der E-Books und des Internetangebotes zu betrachten, von dem aus auf diese Seite verwiesen wurde. Sofern Teile oder einzelne Formulierungen dieses Textes der geltenden Rechtslage nicht, nicht mehr oder nicht vollständig entsprechen sollten, bleiben die übrigen Teile des Dokumentes in ihrem Inhalt und ihrer Gültigkeit davon unberührt.

Lizenzen der Gratis-Version und der kostenpflichtigen Vollversion

Die Gratis-Version als PDF-Download oder auf den gängigen E-Book Plattformen enthält alle wichtigen Fakten, aktuellen Rezepte und Anwendungsprotokolle sowie Risiken und Nebenwirkungen zum Thema MMS. Die kostenpflichtige Vollversion beinhaltet viele darüber hinaus gehende interessante Informationen über MMS, von denen einige bisher noch nie in Büchern veröffentlicht wurden. Du kannst im Inhaltsverzeichnis sehen, ob auch für Dich spannende Themen dabei sind. Die Vollversion ist als Printversion mit Hard- oder Softcover und auf allen E-Book Plattformen für mobile Geräte erhältlich. Mit den kostenpflichtigen E-Book Versionen hast Du all das praktische MMS-Wissen z.B. auf Reisen und im Urlaub immer auf Deinem Smartphone oder Tablet-PC zur Hand.

Quellen und Literaturverzeichnis
Alle Aussagen in diesem Buch basieren auf Studien, Veröffentlichungen oder anderen überprüfbaren Aussagen Dritter. Auf der Webseite **www.mms-seminar.com** kannst Du das **Webinar "Heilen mit MMS?"** buchen. Dort findest Du zu jeder am Ende eines Kapitels unter "Fakten" aufgeführten Quellen sowohl den Direktlink als auch einen Link zu einer archivierten Version.

Gutschein
Als Käufer dieses Buches erhältst Du durch Eingabe des Rabattcodes **MMSBOOK10** einen **Nachlass von 10%** auf alle angebotenen Webinare.

Vorwort

MMS-Anwendungen für Mensch und Tier werden immer beliebter. Angetrieben von den eigenen Erfolgen wird MMS häufig weiterempfohlen. So kommen immer mehr interessierte Menschen zu MMS. Diese haben dann einen großen Wissensdurst. Leider schwirren im Internet alte und neue Informationen zu MMS-Anwendungen nebeneinander her und widersprechen sich zum Teil. Einige alte Anwendungsprotokolle sind zu hoch dosiert und führen schneller zu den vermeidbaren unangenehmen Nebenwirkungen. **Jim Humble empfiehlt daher die alten Protokolle aus seinem ersten Buch „Der Durchbruch" ausdrücklich nicht mehr zu verwenden!** In meinen Seminaren erlebe ich häufig, dass Anfänger mit diesen völlig veralteten Protokollen arbeiten und keinen bis wenig Erfolg damit haben und frustriert vorzeitig aufgeben. Es gibt leider auch viele Webseiten mit diesen überalterten MMS-Informationen. Deshalb hat dieses Buch bzw. E-Book zum Ziel sowohl alte Hasen als auch neu hinzugekommene Anfänger schnell und umfassend auf den aktuellsten Wissensstand der weltweiten MMS-Familie zu bringen. Wenn Du also dieses E-Book von Freunden oder Bekannten erhalten hast, prüfe unter **www.mms-seminar.com** immer, ob Du auch die aktuellste Version hast und lade sie ggfs. kostenlos herunterladen.

Jede neue Version wächst und enthält neue Kapitel mit Grundlagen oder neuen MMS-Erfahrungsberichten zur Anwendung in den Bereichen Gesundheit für Mensch und Tier. Weiterhin wachsen aber auch die praktischen Tipps für den Einsatz von Chlordioxidprodukten in Haushalt, Garten und Urlaub. Außerdem enthält jede neue Version Fehlerbereinigungen und Erweiterungen der bisher erschienenen Kapitel.

Dieses Buch / E-Book wurde sehr akribisch in Jahre langer Detailarbeit zusammengestellt und ist das Ergebnis einer Gemeinschaft, der weltweiten MMS-Familie. Hilf mit indem auch Du konstruktive Kritik, aussagekräftige Erfahrungsberichte oder gar neue MMS-Tipps beisteuerst!

Alle Neueinsteiger bitte ich sich wirklich gründlich mit der Marktübersicht der Chlordioxidprodukte, deren Aktivierung und den Anwendungsprotokollen auseinander zusetzen. Hier werden die häufigsten Fehler gemacht. Anwendungen mit MMS- bzw. Chlordioxid eignen sich nicht um mit einem flüchtigen Blick ins Buch gleich Eigenbehandlungen durchzuführen. Wenn Du weißt, was Du tust, stehen Dir ungeahnte Möglichkeiten mit diesem vielseitigen aber eben auch unangenehm riechenden und schmeckenden Wirkstoff zur Verfügung.

Ich wünsche Dir Heilung auf allen Ebenen entsprechend Deines Willens und Deines Seelenplans und verbleibe

HerzLicht
Euer Ali Erhan

… und wir werden immer mehr!

1. Heilen mit MMS?

Dies ist **Vollversion V3.11** des Buches/E-Book „Heilen mit MMS?" (vormals „MMS-Tipps")

HALT! Bevor Du weiterliest, überprüfe zunächst einmal, ob Du auch die neuste Version hast. Der Download der neusten Gratis-Version als PDF-Datei ist immer kostenlos unter **www.mms-seminar.com** (ehemals www.mms-seminare.de) möglich. Die kostenpflichtigen Printversionen und E-Books für Apple, Google Android und Amazon Kindle usw. sind stets aktuell.

1.1 Schulmedizin und Eigenverantwortung

Die moderne Schulmedizin von heute hat für mich zwei Gesichter. Das rechte Gesicht ist das der Chirurgie und des Handwerklichen. Die Entwicklung der letzten 50 Jahre war hier geradezu rasant. Selbst bei komplexen und schweren Verletzungen zum Bespiel durch einen Autounfall kann sehr häufig die Funktionalität von Knochen, Gelenken, Sehnen, Nerven, Blutgefäßen und der Haut wieder zu über 90% wiederhergestellt werden. Respekt! In dieser Hinsicht bin ich froh in der heutigen Zeit zu leben. Die Notfall- und Intensivmedizin hat sehr vielen das Leben gerettet. Leider gibt es da noch das linke Gesicht der Schulmedizin: der überaus lukrative Versuch Krankheiten durch künstliche nicht in der Natur vorkommende Stoffe zu behandeln. Hier gibt es seit 50 Jahren eigentlich nur das Schema F ohne irgendwelche rasante Entwicklungen oder Durchbrüche wie in der Chirurgie. Grundsätzlich werden altbekannte und hochwirkungsvolle natürliche Wirkstoffe vorsätzlich schlecht geredet und vom Markt verbannt und durch künstlich hergestellte Substanzen ersetzt, welche schlecht oder gar nicht wirken und erhebliche Nebenwirkungen verursachen. Aber weil sie neu und künstlich sind, sind sie patentierbar und damit mit unverschämt hohen Gewinnspannen (keine Branche hat höhere Spannen!) verkauf bar. Leider bleibt dabei der Patient auf der Strecke.

Außerdem ruhte früher die Eigenverantwortung noch voll in den eigenen Händen. In den letzten 50 Jahren wurden wir dahingehend umerzogen, dass wir wegen jeder Kleinigkeit zum Arzt laufen und im Wartezimmer an der Garderobe nicht nur unsere Jacke, sondern auch unsere Eigenverantwortung mit abgeben. Dann sind wir nur noch in der Rolle des Opferlammes und warten angespannt auf einige Laborwerte und deren Interpretation durch unseren Arzt, damit dieser über unser weiteres Schicksal richtet. Schickt man einmal den gleichen Patienten mit den gleichen Symptomen zu fünf verschiedenen Ärzten, bekommt man mitunter fünf verschiedene Diagnosen und fünf verschiedene Therapievorschläge. Von sofort operieren, über Medikamentengabe bis hin zum „erst einmal nach Hause gehen und es einige Zeit beobachten", kann alles dabei sein. Ist dieses Vorgehen wirklich wissenschaftlich fundiert und vor allem wo bleibt die exakte Wiederholbarkeit bei der Anwendung dieses Wissens? Dies soll kein Vorwurf an den behandelnden Arzt sein. Die Einflussmöglichkeiten auf die Entstehung von Krankheiten sind viel komplexer als meistens gelehrt wird, außerdem ist jeder Mensch ein Individuum und mit ganz individuellen körperlichen Eigenschaften. Darüber hinaus spielt es auch eine Rolle, wann der Arzt ausgebildet wurde und welchen Erfahrungshorizont er hat. Aber für den Patienten bedeutet es oft den Unterschied zwischen „Bein ab und Bein dran" bzw. ist eine Frage des Überlebens. Mittlerweile sind **Medikamentennebenwirkungen und ärztliche Fehlbehandlungen die Todesursache Nr.1** insbesondere in den reichen Ländern (siehe Studie "Death by Medicine").

Deshalb ist es heute wieder sehr wichtig, den Arzt nicht mehr als Halbgott in Weiß, sondern als einen guten Berater anzusehen. Hat man dann den Rat von mehreren Beratern, sollte man sich nicht von der Angst, sondern vom Bauchgefühl leiten lassen, welche vorgeschlagene Therapie man selber anwenden möchte. Denn die am meisten verbreitete Krankheit auf diesem Planeten, mit der höchsten Zahl an Todesopfern ist nicht der Krebs oder Herz-/Kreislauferkrankungen, sondern die Krankheit **ANGST**. Angst bringt Dich aus Deiner Mitte, aus dem Gleichgewicht und nimmt Dir Deine Kraft. Erst dann haben Keime und Krankheiten überhaupt eine Chance. Deshalb erhältst Du hier gleich am Anfang die zwei wichtigsten Tipps zum Überleben aus diesem Buch:

1. Bleibe stets im Vertrauen und bleibe stets bei Dir!

2. Übernimm wieder die Verantwortung für Dich und Deinen Körper!

Dies können die wichtigsten Schritte zu Deiner vollständigen Heilung sein und oft mehr zum Erfolg beitragen als widerwillig die vermeintlich bessere Therapie über sich ergehen zu lassen.

Fakten:
- Studie “Death by Medicine“ (Tod durch Medikamente und Behandlungen)

Quellen und Literaturverzeichnis
Alle Aussagen in diesem Buch basieren auf Studien, Veröffentlichungen oder anderen überprüfbaren Aussagen Dritter. Auf der Webseite **www.mms-seminar.co**m kannst Du das **Webinar "Heilen mit MMS?"** buchen. Dort findest Du zu jeder am Ende eines Kapitels unter "Fakten" aufgeführten Quellen sowohl den Direktlink als auch einen Link zu einer archivierten Version.

1.2 Was ist MMS?

Chlordioxid ist der stärkste Viren- und Bakterienkiller, den die Menschheit kennt und wird seit Jahrzehnten weltweit u.a. zur gründlichen und sicheren Desinfektion von Trinkwasser verwendet. Eigenbehandlungen von Krankheiten, mit dem pharmazeutisch nicht zugelassenen MMS und dessen eigentlichem Wirkstoff Chlordioxid, sind Dank Jim Humbles Büchern in den letzten Jahren weltweit bekannt geworden.

Der US-Amerikaner Jim Humble ist eine schillernde Persönlichkeit und hatte viele Berufe. Nach seiner Ingenieurstätigkeit u.a. bei der NASA beschäftigte er sich mit der Optimierung der Abbauverfahren in Goldminen. Er schrieb dazu auch einige Bücher. Eines Tages war er wieder auf einer seiner Expeditionen zu Goldminen tief im Urwald, fünf Tage entfernt von jeder Zivilisation, als zwei seiner Mitarbeiter an Malaria erkrankten. Da es in diesem Gebiet aber keine Malaria geben sollte, hatte man auch keine lindernden Medikamente (es gibt kein schulmedizinisches Mittel gegen Malaria) dabei. Also machte er eine Bestandsaufnahme der Gegenstände und Mittel, die man dabei hatte und stieß auf ein Entkeimungsmittel für Trinkwasser. Er ging ganz logisch an die Problematik heran und hatte dann eine zündende Idee und konnte so die Malaria mit dem Entkeimungsmittel erfolgreich behandeln, wie später in seinem Buch „MMS - Der Durchbruch" beschrieben wurde. Eigentlich ging er ganz ingenieursmäßig an die Sache heran. Dazu muss man wissen, dass Ingenieure erzfaule Zeitgenossen sind - ich darf das so sagen. Wenn ein Problem gelöst werden muss, suchen Ingenieure nämlich immer erst einmal nach ähnlichen, schon bekannten Problemen und schauen, ob man die dort schon vorhandenen Lösungen irgendwie auch beim aktuellen Problem anwenden bzw. anpassen kann. **Der Grundgedanke von Jim Humble bei der Entdeckung von MMS war also folgender:** Es gibt das bekannte Problem von stark verkeimten Wasser, das man zum Trinken nutzen möchte. Die bereits entwickelte Lösung dafür war ein Trinkwasserentkeimungsmittel, welches selbst in stark verkeimtem Wasser alle Pathogene zuverlässig abtötet, so dass man das Wasser bedenkenlos trinken konnte. Das aktuelle Problem war, die Malaria-Erkrankung der Mitarbeiter durch einen krankmachenden Erreger. Der Körper dieser Mitarbeiter (von Menschen allgemein) besteht aus ca. 70-80% Wasser. **Logischer Lösungsansatz:** Warum soll ein Mittel, das im Trinkwasser alle Keime abtötet, nicht in der Lage sein, die krankmachenden Keime im Wasser, also in Blut oder Zwischenzellwasser eines Menschen oder Tieres abzutöten? Aufgrund des Mangels an Alternativen und des lebensbedrohlichen Zustandes der Mitarbeiter wurde schnell aus der Theorie die Praxis und eine verdünnte Lösung wurde oral eingenommen. Innerhalb von nur 4 Stunden waren alle Symptome der Malaria bis hin zum Fieber und den Schmerzen verschwunden. Einige Tage später erkrankte er auch selber an Malaria und konnte sich wiederum mit diesem Mittel schnell heilen. Erst später entdeckte er den eigentlichen Wirkstoff dieses Entkeimungsmittels, nämlich Chlordioxid, und benutzte verschiedene Rezepturen um es aus dem Mineral Natriumchlorit (MMS) herzustellen.

Es hat bei Malaria sofort und wiederholbar funktioniert. Jim verbreitete dieses Wissen in vielen afrikanischen Staaten und wurde dafür immer wieder verfolgt. Erst später haben ihm Anwender aus der ganzen Welt berichtet, dass MMS auch bei vielen anderen Krankheiten wie z.B. Grippe, akuten oder chronischen Entzündungen der Blase, im Hals, den Zähnen und der Zahnwurzel bis hin zu Lebensmittel- und Blutvergiftungen, sowie Darmpilzen sehr erfolgreich eingesetzt werden konnte. Aufgrund der zahlreichen Erfahrungsberichte scheinen Keime und Vergiftungen bei viel mehr Krankheiten (z.B. Krebs und Diabetes) die Ursache zu sein, als der Schulmedizin bekannt. Sehr schnell sammelten sich mit den Erfolgen Menschen um Jim und es entstand völlig unbürokratisch eine weltweite MMS-Familie. Dieser Familie gehören nicht nur aktive Laien, sondern mittlerweile auch zahlreiche hoch dekorierte Fachleute der verschiedensten Disziplinen an. Das Ziel dieser weltweiten MMS-Bewegung ist es dieses Heilwissen zu verbreiten.

Wie schnell sich dieses Wissen verbreitete und wie viele Menschen in der Welt MMS mittlerweile kennen und es erfolgreich anwenden, sollen hier einige Zahlen verdeutlichen. Die MMS-Familie hatte Ende 2014 über 2.051 aktive Mitglieder in 163 Stützpunkten in 110 Ländern dieser Welt. Insgesamt wurden 1.465 Menschen im Umgang mit MMS geschult und es gibt zur Zeit 82 MMS-Ausbilder, von denen ich einer der Ersten bin. Meiner Meinung nach ist das einzige, was in so kurzer Zeit so viele Menschen so vieler unterschiedlicher Rassen, Sprachen, Religionen und Kulturen zusammen bringen kann, die überprüfbare und wiederholbare Wirkung von MMS. Allein im deutschsprachigen Raum gibt es mittlerweile mehr als 18 MMS-Bücher mit einer Gesamtauflage von über 100.000 Stück. Ich habe in meinen MMS-Seminaren und Workshops neben interessierten Laien regelmäßig Ärzte, Tierärzte, Zahnärzte, Heilpraktiker, Apotheker, Psychotherapeuten aber auch Richter, Anwälte, Kriminalkommissare und Pathologen sitzen, die meist von der überzeugenden Logik des Vorgetragenen beeindruckt sind. Das Phänomen Masseneinbildung kann also bei MMS gänzlich ausgeschlossen werden.

Kommen wir nochmals auf die Frage zurück, was MMS denn eigentlich ist. MMS bzw. dessen Wirkstoff Chlordioxid ist nicht pflanzlich, nicht Bio und nach Jim Humble auch nicht homöopathisch. Es passt eigentlich gar nicht in den aktuellen Trend hin zu sanften Heilmitteln und -methoden und wird dennoch von immer mehr Vertretern dieser Bereiche vollends akzeptiert. Chlordioxid (ClO2) ist eine einfache chemische Verbindung aus einem Chlor und zwei Sauerstoffatomen und ist ein stark flüchtiges Gas, welches schwerer als Luft ist. Deshalb wird es in der Regel erst kurz vor der Anwendung aus dem Mineral Natrium**chlorit** (nicht zu verwechseln mit Natrium**chlorid** = Kochsalz) mit Hilfe einer Aktivatorsäure erzeugt. Bei Raumtemperatur ist es ein bernsteinfarbenes Gas mit stechendem, chlorähnlichem Geruch ähnlich wie im Hallenbad. **Aber im Gegensatz zu reinem Chlor, ist Chlordioxid ungiftig!** Dies ist ganz wichtig, da unlautere Kritiker es gerne vorsätzlich mit dem reinen, giftigen Chlor bzw. mit Chlorbleiche verwechseln! Chlordioxid zerfällt nach kurzer Zeit, aber spätestens bei seiner Anwendung, wieder in die Bestandteile Wasser, Sauerstoff und harmloses Kochsalz. Chlordioxid ist bereits seit 1811 bekannt, hinsichtlich seiner breitbandigen Wirkung und Unbedenklichkeit bestens erforscht und wird weltweit unter anderem als chlorfreies Bleichmittel in der Zellstoffindustrie und zur Desinfektion von Nahrungsmitteln sowie zur Trinkwasserentkeimung verwendet. Jim Humble hat also nichts Neues erfunden, sondern etwas Bekanntes nur anders verwendet. Somit musste er weder beweisen, dass es wirkt, noch dass es unbedenklich ist!

Trinkwasserentkeimungsprodukte auf Basis von Chlordioxid werden legal für die Industrie und den privaten Bedarf angeboten. Diese hier beschriebenen gesundheitlichen Anwendungen, also das zweckentfremdete Verwenden von handelsüblichen Produkten zur Trinkwasserentkeimung werden immer von jedem in Eigenverantwortung durchgeführt. Jegliche Versuche seitens der übereifrigen Kritiker MM bzw. Chlordioxid als nicht zugelassenes Arzneimittel zu verbieten, scheiterten bereits mehrfach auf gerichtlicher Ebene, da es eben auch viele vollkommen legale Anwendungsbereiche für Chlordioxidprodukte gibt. Dennoch versuchen Behörden in Verbindung mit Hetzkampagnen in den Medien immer wieder und nach Ansicht einiger Fachanwälte zum Teil vollkommen rechtswidrig Anbieter zu stoppen, zu behindern bzw. einzuschüchtern. Hier sollen öffentlich zugängliche und überprüfbare Fakten Dir helfen Deine eigene Meinung zu diesem Thema zu bilden.

1.3 Wie wirkt MMS?

Chlordioxid gelangt, oral oder durch die Haut aufgenommen, durch das Blutplasma und die roten Blutkörperchen überall dort in den Körper, wo auch das Blut hinkommt. MMS bzw. dessen eigentlicher Wirkstoff Chlordioxid ist ein Oxidator, d.h. es nimmt seinen Reaktionspartnern Elektronen weg und zerstört somit deren biochemische Struktur. Bakterien, Pilze, Milben, Sporen, Prionen (BSE) und kleine Parasiten werden somit sicher abgetötet. Bei Viren scheint es deren Vermehrung durch eine Eiweißblockade zu stoppen. Interessant ist das Chlordioxid (Wirksamkeit: 99,9999%) ca. tausendmal gründlicher entkeimt als z.B. der bekannte Haushaltsreiniger Sagrotan (Wirksamkeit 99,9%). Diese extrem hohe Reinigungskraft scheint auch mit damit zu tun zu haben, das ein Chlordioxid Molekül in der Lage ist einem Reaktionspartner (Keim) gleich fünf Elektronen wegzunehmen.

Wenn MMS alle Bakterien abtötet, dann muss es ja auch meine guten Darmbakterien angreifen. Dies ist der häufigste Einwand gegen eine orale Einnahme von MMS. Die verdichteten Erfahrungsberichte zeigen jedoch, dass MMS selbst bei längerer Dauereinnahme der guten Darmflora nicht schadet. Wir haben dafür keine wissenschaftlich gesicherten Erklärungen, aber einleuchtende und logische Erklärungsmodelle. Chlordioxid ist ein Oxidator. Wasserstoffperoxid und Ozon sind sehr starke Oxidatoren und können sowohl Körperzellen als auch gute Bakterien zerstören. Der nächste schwächere Oxidator ist Sauerstoff. Unsere Körperzellen und unsere guten Darmbakterien (Redoxpotential 1,45 Volt) sind in der Lage gegenüber dem starken Oxidator Sauerstoff ihre Elektronen festzuhalten. Diese Kraft Elektronen festzuhalten, nennt man auch Redoxpotential. Sonst würde jeder Atemzug von uns viele tausend Zellen in unserem Körper abtöten. Chlordioxid ist ein viel schwächerer Oxidator. Wenn die Zellen also ihre Elektronen gegenüber einem starken Oxidator erfolgreich verteidigen können, dann können Sie es gegenüber dem schwächeren Chlordioxid (Redoxpotential 0,95 Volt) erst recht. Interessanterweise haben die meisten pathogenen Keime (krankmachende Keime sind übrigens oft anaerob und nutzen meist kein Sauerstoff) ein niedrigeres Redoxpotential als Chlordioxid und werden deshalb vom MMS zuerst angegriffen. In den MMS Anwendungsprotokollen werden in der Regel nur Konzentrationen empfohlen, bei denen die gute Darmflora erhalten bleibt. **Fazit: Chlordioxid greift weder Körperzellen noch die „guten" Bakterien an!**

Zitat aus der Seegarten Klinik Schweiz, die MMS / Chlordioxid in Form des patentierten Dioxychlor seit Jahren erfolgreich einsetzt:

„Dioxychlor erzeugt beim Berühren von Viren, Bakterien und Pilzen atomaren Sauerstoff (O1), durch welchen die Schutzmembranen der meisten Mikroorganismen aufgebrochen werden (z. B. beim Polio-Virus schon bei der Konzentration unter 1 ppm = 1 Chlordioxidmolekül unter 1 Million Wassermolekülen!). Durch die Wirkung des Dioxychlor werden auch die freigesetzten Ribo- und Desoxiribonukleinsäuren zerstört, im speziellen ihre Guanin-Nukleidbasen. Damit wird die Bildung neuer Mikroorganismen-Generationen zuverlässig verhindert."

Auch Schwermetalle und andere Umweltgifte kann MMS durch Oxidation eliminieren bzw. durch Salzbildung wasserlöslich und damit über den Urin ausscheidbar machen. Es hat also eine entkeimende, entgiftende und Schwermetall ausleitende Wirkung. Darüber hinaus scheint es durch die Aktivierung der Mitochondrien auch auf elektrischer Ebene den Gesamtumsatz des Körpers deutlich anzuheben. Alle Körperprozesse werden energetisiert und beschleunigt. Durch die Elimination von vielen Entzündungsherden und Neutralisation der uns benebelnden Ausscheidungsprodukte dieser Keime führt es zu einer angenehmen Klarheit und Wachheit auf geistig-seelischer Ebene und erlaubt somit evtl. lange angestaute Themen in diesen Bereichen abzuarbeiten.

Bei vielen Krebsarten werden die Zucker verbrennenden Kraftwerke der Zellen, die Mitochondrien, abgeschaltet. Der Zucker wird dann nur noch die alkoholische Gärung genutzt. Es kommt dabei auch zu einer starken lokalen Vergiftung mit Zelltoxinen. Ähnlich wie bei kanadischen Forschungen an Dichloracetat (DCA), einem chemischen Verwandten von Chlordioxid, kann auch Chlordioxid, insbesondere hier die Funktion der Mitochondrien stimulieren und wieder herstellen. Die Tumorzellen hingegen verübten danach Selbstmord, den programmierten Zelltod (Apoptose). Im Gegensatz zu DCA verursacht aber Chlordioxid keine Nebenwirkungen wie gefühllose Beine durch aktive Hydrogene.

Die fünf Wirkungen von MMS/Chlordioxid:

1. Abtöten von krankmachenden Keimen aller Art durch Oxidation
2. Eliminierung und Ausleitung von Schwermetallen (Salzbildung) und Umwelttoxinen
3. Steigerung des elektrischen Gesamtumsatzes des Körper (mehr Energie!)
4. Programmierter Zelltod von Krebszellen (Apoptose) durch Mitochondrien Aktivierung und zusätzlichem Sauerstoff in der Zelle
5. Fördert das Erwachen der Spiritualität (ja ganz recht, dazu an anderer Stelle mehr)

Fazit: MMS wirkt also viel gezielter und breitbandiger als z.B. Antibiotika und hat noch einen riesigen Vorteil: MMS tötet auch jegliche genetisch mutierten Keime ab. **Antibiotikaresistenzen**, wie die aktuelle lebensbedrohliche Verbreitung von MRSA-Keimen im Krankenhaus (oder z.B. auf Tiefkühlhühnern), verlieren somit ihren Schrecken.

Fakten:

- Buch "Heilung ist möglich" Dr. Andreas Kalcker
- Krebsarzt Dr. Helmut Ehleiter
- Seegarten Klinik Schweiz
- Biologisches Tumorzentrum Allgäu
- Studie Dioxychlor
- US Army: Chlordioxid gegen Ebola
- Firma Chlordisys

1.4 Risiken und Nebenwirkungen

Bei oraler Einnahme scheint das Chlordioxid nicht mehr als max. 2 Stunden im Körper zu wirken. **Danach zersetzt es sich in Sauerstoff, Wasser und Kochsalz**, alles natürliche Bestandteile des Blutes. Es bleiben also überhaupt keine Restbestandteile wie z.B. bei Medikamenten übrig, die vom Körper abgebaut oder entsorgt werden müssen. Die Hauptnebenwirkungen können bei Überdosierung Übelkeit bis Erbrechen und Durchfall sein. Dies ist häufig nur von kurzer Dauer. Beides scheint nicht auf eine Unverträglichkeit des eigentlichen Wirkstoffes, sondern einfach auf dessen zu gründlicher Wirkung zurückzuführen zu sein. Große Mengen Restmüll von abgetöteten Bakterien und Pilze schwimmen dann im Blut und müssen entsorgt werden. Dies löst einen Vergiftungsalarm im Körper aus und der Körper startet sein Notprogramm, in dem er oben und unten alles heraus lässt. Bei MMS handelt es sich nur um teilaktiviertes Natriumchlorit, dass im Magen je nach Säureverhältnissen noch Stunden lang nach aktivieren und somit weiteres Chlordioxid erzeugen kann. Dies gilt nicht für gebrauchsfertiges CDS oder aktiviertes CDSplus.

Nach Dr. Andreas Kalcker sind die wenigen in der Literatur bekannten Todesfälle im Zusammenhang mit Chlordioxid nur auf das Einatmen einer großen Menge Chlordioxidgases (z.B. Defekt an einer technischen Anlage) zurückzuführen, kein einziger Todesfall ist auf die orale Einnahme einer wässrigen Chlordioxidlösung zurückzuführen.

Fakten:
- Buch „Das MMS-Handbuch“ Dr. med. Antje Oswald
- Buch „MMS klinisch getestet“

1.4.1 Warnung des Bundesamtes für Risikobewertung

Der Vollständigkeit und Fairness halber muss auch erwähnt werden, dass es eine Warnung des Bundesamtes für Risikobewertung (BfR) vom 2.7.2012 zu MMS gibt.

Stellungnahme Nr. 025/2012 des BfR vom 2. Juli 2012 (Auszug)
„Miracle Mineral Supplement" („MMS") wird als Lösung in zwei kleinen Flaschen im Internet zum Verkauf angeboten. Nach Meldungen aus dem Ausland kann dieses Produkt die Gesundheit von Verbraucherinnen und Verbrauchern beeinträchtigen. Berichtet wurde von gastrointestinalen Störungen wie Bauchschmerzen, Übelkeit, Erbrechen und Durchfall, teilweise mit Blutdruckstörungen und erheblichen Flüssigkeitsverlusten. Direkter Kontakt der unverdünnten oder falsch gemischten gebrauchsfertigen Lösung kann zu Haut- und Schleimhautreizungen bis hin zu Verätzungen führen. Inzwischen sind auch in Deutschland Einzelfälle von unerwünschten Wirkungen nach dem Verzehr von „MMS" bekannt geworden. Ein Teil der Angebote enthält den Hinweis, dass dieses Mittel zur Desinfektion von Wasser dienen kann. Auf einigen Webseiten weisen Befürworter der Verwendung von „MMS" auf die Möglichkeit einer oralen Einnahme des Produkts hin. Das BfR rät von der Einnahme und der Verwendung von „Miracle Mineral Supplement" („MMS") dringend ab…."

Liest man diese Warnung detailliert durch, so stellt man folgendes fest: Obwohl mittlerweile ca. eine halbe bis eine Million Menschen in Deutschland MMS kennen und seit Jahren nutzen, hielt dieses Amt bisher eigene Untersuchungen für nicht notwendig. Man zitiert lediglich Warnungen aus dem Ausland. Eigentlich zitieren alle Länder nur die Warnung der amerikanischen FDA (Federal Drug Administration), die z.B. bis heute überhaupt kein Problem in der Zulassung vom schwer gesundheitsschädlichen Aspartam sieht. So hoch kann die Bedrohungslage dann also doch nicht sein, wenn keine eigenen Untersuchungen angestellt werden. In dieser Warnung sind:

- keine Todesfälle
- keine lebensbedrohliche Situationen
- keine bleibenden Schäden

nach der Einnahme von MMS aufgeführt. Was bleibt sind also vorübergehende Befindlichkeitsstörungen. Diese sind Übelkeit bis Erbrechen und Durchfall, wie sie bisher auch in jedem MMS-Buch erwähnt wurden. Demgegenüber stehen Tausende von Erfolgsberichten selbst bei als unheilbar geltenden Krankheiten. Das heißt hier muss jeder in Eigenverantwortung für sich die Argumente abwägen.

Kurzum die obige Warnung des Bundesamtes ist eigentlich der beste Beipackzettel für MMS/CDS/Chlordioxid. Die Firma Bayer würde sich solch einen harmlosen Beipackzettel für ihren Kassenschlager „Aspirin“ gerne wünschen. Leider stehen da so hässliche Dinge wie bleibende Blutbildveränderungen und Magenblutungen. Dr. Friedrich Hagenmüller von der Hamburger Asklepios-Klinik schätzt die Zahl der Todesopfer durch die Aspirin-Nebenwirkung „Magenbluten“ allein in der Bundesrepublik auf 1.000 bis 5.000 Menschen, die Dunkelziffer sei womöglich viel höher. Da er zudem den Nutzen des „Tausendsassas“ bei der Schmerzbehandlung anzweifelt, setzt er sich für eine Handelsbeschränkung ein. Mit 16.500 Todesfällen gehörte das Präparat laut Phillip Mimkes (Die Aspirin-Lüge) im Jahre 2000 zu den 15 häufigsten Todesursachen in Amerika.

Über welches Gefährdungspotential bei MMS / Chlordioxid reden wir hier also?

Fakten:
- Buch "Heilung ist möglich" Dr. Andreas Kalcker
- Warnung des Bundesamtes für Risikobewertung BfR
- Hamburger Klinik: Warnung vor Aspirin
- Studie Phillip Mimkes

1.5 Wechselwirkungen und Gegenanzeigen

Wer eine äußerst seltene Chlorallergie hat, sollte MMS nicht oder nur mit großer Vorsicht verwenden. Außerdem hat MMS eine leicht blutverdünnende Wirkung. Dies müssen Marcumar-Patienten insbesondere vor einer OP berücksichtigen. MMS und Vitamin C, ein Antioxidans, heben sich in ihrer Wirkung gegenseitig auf. Hat man zu viel MMS genommen, kann man die unangenehmen Nebenwirkungen also mit der Einnahme von Vitamin C oder entsprechenden Säften verringern. Theoretisch wären Reaktionen mit Nahrung im Magen und Medikamenten denkbar, aber bisher wurden trotz jahrelanger weltweiter MMS-Anwendungen praktisch keine konkreten Wechselwirkungen bekannt.

Nach Dr. Andreas Kalcker sollten dennoch Personen, mit folgenden Merkmalen, MMS, MMS2 oder CDS nicht anwenden oder aber die Behandlung mit großer Vorsicht angehen:

- **bei längerfristiger Medikation**
- **bekannter Chlor-Allergie**
- **bei Leberfunktionsstörungen**
- **Bluter**
- **Behandlung mit Gerinnungshemmern**
- **Traumatisches Erlebnis mit Gasvergiftungen**

Am besten gefällt mir die Empfehlung von Dr. Klinghardt (www.ink.ag) morgens bis ca. 18:00 Uhr die MMS-Einnahmen durchzuführen und mit 3-4 Stunden Abstand also nach ca. 21-22:00 Uhr die notwendigen Medikamente bzw. Nahrungsergänzungsmittel (NEM) einzunehmen. Konkrete Wechselwirkungen mit anderen pharmazeutischen Medikamenten sind bisher nicht bekannt. Im Zweifelsfalle sollte auch hier ein zeitlicher Abstand von 2-4 Stunden gewählt werden.

Gegenmittel bei Überdosierung und starken Nebenwirkungen:
Man kann einen TL Natron (auch Natriumhydrogencarbonat, Natriumbikarbonat, Kaisernatron oder Bullrich-Salz genannt) in einem Glas Wasser auflösen und einnehmen oder z.B. einen Apfel essen. Alternativ ist eben auch die Einnahme von Vitamin C möglich.

Fakten:

- Buch „Das MMS-Handbuch“ Dr. med. Antje Oswald
- Buch „MMS klinisch getestet“

1.6 Marktübersicht Chlordioxidprodukte

1.6.1 Erste Entwicklungsstufe: Klassisches MMS

Chlordioxidprodukte sind unter bestimmten Randbedingungen gesetzlich zur Trinkwasserentkeimung zugelassen und legal im Handel erhältlich. Chlordioxid ist ein Gas, das schwerer ist als Luft und schnell entweicht. Deshalb ist es nicht lange lagerbar und wird häufig erst kurz vor der Anwendung durch eine chemische Reaktion erzeugt. Dazu benötigt man eine Natriumchlorit-Lösung NaClO2 und eine aktivierende Säure. Jim Humble nahm dazu zunächst Zitronensaft. Danach empfahl er erst 10-prozentige und später die 50-prozentige Zitronensäure mit unterschiedlichen Mischungsverhältnissen. Andere Anbieter boten MMS auch mit Weinsäure und Milchsäure als Aktivatoren an. Eine solche Empfehlung ist von der Jim Humble Gruppe aber bisher niemals heraus gegangen und wird deshalb auch hier nicht unterstützt! Nach langem Probieren und den positiven Erfahrungen von Kerri Rivera über die viel bessere Verträglichkeit bei den besonders sensiblen autistischen Kindern gibt es nun eine neue aktuelle Empfehlung. Hier wird nur noch eine 4-5%ige Salzsäure als Aktivator empfohlen, da diese als einzige anorganische Säure (ohne Kohlenstoff-Restmolekül) gesetzlich für die Trinkwasseraufbereitung zugelassen ist.

Seit Februar 2013 empfiehlt Jim Humble nur noch folgende MMS-Rezeptur:

> **25%ige Natriumchlorit-Lösung (NaClO2) und**
> **4-5-%ige Salzsäure (HCl) als Aktivator**
> **das Mischungsverhältnis beträgt dabei immer 1:1**
> **die Aktivierungszeit beträgt immer 45 Sekunden**

Keine Sorge, Du musst jetzt Dein vorhandenes MMS-Set nicht entsorgen. Chlordioxid ist Chlordioxid und es wirkt. Aber Du solltest bei künftigen Beschaffungen darauf achten, dass wir alle nur noch die gleiche Rezeptur verwenden. So haben wir wiederholbare Anwendungsprotokolle und gleiche Chlordioxidkonzentrationen und die vielen Fallunterscheidungen und Rückfragen der Anwender, wie macht man es bei diesem Set und wie bei jenem, können endlich entfallen.

Aktivierung und Dosierung

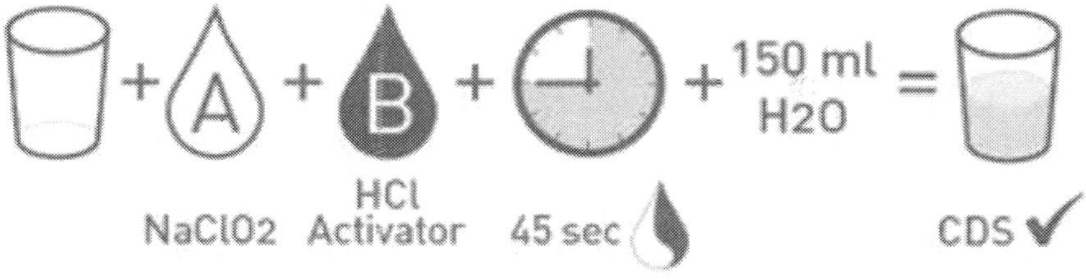

Dosierungen für MMS werden in allen Büchern und Anwendungsprotokollen in der Anzahl „aktivierte Tropfen" angegeben, dabei **besteht ein „aktivierter Tropfen" eigentlich aus zwei Tropfen, einem Tropfen Natriumchlorit und einem Tropfen Aktivatorsäure**.

Standardaktivierung von MMS:

1. Nimm ein trockenes und sauberes Glas (Keramik ja, aber kein Metall)
2. Tropfe z.B. 3 Tropfen Natriumchlorit-Lösung (25%ige NaClO2) in das Glas
3. Tropfe die gleiche Anzahl des Aktivators Salzsäure (4-5-%ige HCl) in das Glas
4. Halte das Glas schräg, so dass sich die Tropfen treffen und miteinander reagieren
5. Warte ca. 45 Sekunden bis die Mischung gelb-braun wird und nach Hallenbad riecht
6. Fülle nun das Glas mit der gewünschten Menge Wasser (ca. 150-250ml) auf
7. Verwende diese Lösung umgehend, denn das Gas Chlordioxid will entweichen

Warnung: Bitte gehe mit Deiner Nase nicht so nahe an das Glas und versuche das Einatmen der freiwerdenden Gase zu vermeiden.

Ist schon vorher Wasser im Glas, findet keine chemischen Reaktion statt. Es spielt keine Rolle welche der beiden Komponenten Du zuerst eintröpfelst. Welche Menge Wasser Du verwendest, ist Dir überlassen. Magst Du es stark verdünnt, dann musst Du mehr Flüssigkeit trinken. Kannst Du nicht soviel Flüssigkeit trinken, dann ist der Geschmack stärker. Wichtig ist, dass die eingenommene Menge Chlordioxid trotzdem immer die gleiche ist.

Hintergründe

Reines Chlor

Bei dieser Reaktion entsteht nicht nur Chlordioxid, sondern auch immer ein kleines bisschen reines Chlor. Reines Chlor wiederum ist sehr reaktionsfreudig und es können geringste Mengen giftiger Chlorate entstehen. Diese „Mikrovergiftung“ könnte für empfindliche Menschen ein weiterer Grund für eine früher einsetzende Übelkeit sein.

Stark sauer

Entgegen bisherigen Ausführungen in den einschlägigen MMS-Büchern wird die aktivierende Säure bei der Herstellung des Chlordioxids nicht verbraucht. Es bleibt also keine „Restsäure“, sondern der volle Säuregehalt erhalten, d.h. die hergestellte Lösung ist sehr sauer im pH-Wert (2,5-3). Chronisch kranke Menschen sind häufig stark übersäuert und vertragen unter anderem aus diesem Grunde das klassische MMS weniger gut. Hier sind die folgenden Weiterentwicklungen wie CDS und CDSplus sehr hilfreich.

1.6.2 Zweite Entwicklungsstufe: Gebrauchsfertige CDS-Lösungen

Bei der Behandlung von Nutztieren stieß Dr. Andreas Kalcker an die Grenzen von MMS. Wiederkäuern wie Kühen kann man aufgrund der biochemischen Randbedingungen in ihren Mägen kein klassisches MMS in größeren Mengen oral geben. Die bakterielle Verdauung könnte unter Umständen vollkommen zum Erliegen kommen und damit zum Tod des Tieres führen. Spritzen konnte man das klassische aktivierte MMS wegen seinem sehr niedrigen pH-Wert (2,5-3) bisher auch nicht. Deswegen stellte er in einem Destillationsverfahren eine pH-neutrale Chlordioxidlösung (pH-Wert 5,5-7 bei 3.000 ppm) für die intramuskuläre Gabe her. Diese nannte er CDS (**C**hlorine **D**ioxide **S**olution). Bei dem Destillationsverfahren wird klassisches MMS ohne anschließende Zugabe von Wasser aktiviert. Das entstandene Gas wird dann in ein zweites Gefäß mit kaltem Wasser eingeleitet bis dieses gelb wird.

Warnung: Laien sollten die in YouTube angegebenen Herstellerverfahren für CDS nicht anwenden. Einerseits kann ein Laie schwer die tatsächliche Chlordioxidkonzentration einstellen. Andererseits kann es bei falscher Materialauswahl oder zu hoher Konzentration auch durchaus zu einer explosiven Gaskonzentration kommen. Atmet man allzu große Mengen vom Chlordioxidgas ein, kann man eine lebensbedrohliche Blausucht bekommen.

Fazit: Diese Eigenproduktion von CDS sollte man lieber technisch Versierten überlassen!

Gebrauchsfertige CDS-Lösungen werden in nur einer Flasche mit gelblichem Inhalt geliefert. Eine Aktivierung ist hier nicht mehr notwendig.

Die empfohlene Standardkonzentration für CDS beträgt 3.000 ppm oder 0,3%ige Lösung. Aus gesetzlichen Gründen der Produktdeklaration bleiben die meisten Anbieter knapp darunter (also z.B. 0,29%).

Vorteile von CDS:

- pH-neutral
- weniger Geruch
- weniger Geschmack
- viel besser verträglich
- kann deutlich höher dosiert werden
- geringere Nebenwirkungen

Demgegenüber stehen aber auch einige Nachteile. Viele Einflüsse wie Temperatur, Druck und Zeit beeinflussen den Destillationsprozess. Die Chlordioxidkonzentration ist dabei mit Teststreifen nur durch Verdünnen und in einem sehr engen Bereich messbar. Andere Messverfahren erfordern ein teures Laborequipment. Dies ist ein Grund für die stark schwankenden Chlordioxidkonzentrationen (von 800 bis 5.000 ppm) zwischen den einzelnen Anbietern und Produkten.

Außerdem muss die frisch abgefüllte Flasche beim Anbieter schon kühl gelagert werden, damit das Entweichen des Gases Chlordioxid zumindest gebremst wird. Die Kühlkette muss theoretisch auch im Sommer beim Versand aufrechterhalten werden. Dies geschieht aus praktischen Gründen jedoch selten. Wenn dann der Anwender die Flasche gleich nach Erhalt öffnet, ohne sie vorher für mindestens 6 Stunden in den Kühlschrank gelegt zu haben, entweicht wieder ein großer Anteil des Chlordioxids. Außerdem ist unabhängig davon, ob man die Flasche benutzt, die Haltbarkeit auf 3 bis 4 Monate im Kühlschrank begrenzt und lässt sich auch nicht anders verlängern. Es lohnt sich also häufig nicht beim gebrauchsfertigen CDS mehrere Flaschen auf Vorrat oder als Krisenvorsorge zu kaufen. Die Konzentration des Wirkstoffes nimmt also schon gleich nach dem Herstellprozess, beim Lagern, beim Ausliefern und beim Kunden stetig ab.

Fazit: Für ein weltweit immer gleiches und wiederholbares CDS-Anwendungsprotokoll ist damit die immer gleiche Dosierung mit der gleichen Chlordioxidkonzentration mit dem gebrauchsfertigen und gut verträglichen CDS leider schwer möglich.

Hintergründe

Schwankende und abnehmende Konzentration

Dies alles führt leider häufig dazu, dass die Anwender beim gebrauchsfertigen CDS stets mit einer unbekannten und stets abnehmenden Chlordioxidkonzentration arbeiten und es damit zwangsläufig zu unterschiedlichen Dosierungen und Ergebnissen kommen kann.

Reines Chlor

Da die meisten gebrauchsfertigen CDS-Lösungen nach dem Destillationsverfahren aus aktivierten klassischen MMS gewonnen werden, besteht auch hier die gleiche geringe Verunreinigung mit freiem Chlor. Bei der Destillation geht nicht nur das gewünschte Chlordioxidgas in die Lösung, sondern auch in geringen Mengen reines Chlor. Es gelten dieselben möglichen Nachteile für besonders empfindliche Menschen wie beim MMS.

Nicht stabilisiert

Nach einer Untersuchung der Uni Marburg ist CDS, welches durch Destillation hergestellt wurde, nicht stabilisiert und zerfällt recht schnell (auch im Kühlschrank).

Dosierung von gebrauchsfertigem CDS

Bei der Dosierung von CDS wurden am Anfang viele Fehler gemacht. Dr. Andreas Kalcker weiß aus Experimenten mit Schweinemägen an mehreren Universitäten in Spanien, dass nach Einnahme von MMS durch die Magensäure nochmals bis zur 7-fachen Menge Chlordioxid nachgebildet werden kann. Aus diesem Grunde waren die ersten Umrechnungsfaktoren MMS zu CDS mit 1:4 oder 1:7 auf Tropfenbasis viel zu schwach. Die Angabe eines wissenschaftlich korrekten Umrechnungsfaktors ist auch nicht möglich, da es sich um einen dynamischen Prozess handelt, auf den viele Parameter wie Temperatur, Dichte usw. einwirken.

Dr. Andreas Kalcker empfiehlt CDS nur in Millilitern zu dosieren und NICHT mit einer Tropfenzahl. Zur weltweit einheitlichen Dosierung wird eine Dosierpipette mit ml-Beschriftung (Kunststoffspritze ohne Kanüle) empfohlen.

Der grobe Umrechnungsfaktor MMS zu CDS lautet:

3 aktivierte Tropfen MMS entsprechen ca. 1ml CDS (für CDS mit ca. 0,3% Chlordioxidlösung, also 3.000ppm)

1.6.3 Nicht mehr empfohlene Verfahren

Im Folgenden werden kurz einige weitere Verfahren zur Herstellung von CDS-Lösungen kurz dargestellt, die aber aufgrund ihrer Komplexität, Fehleranfälligkeit und neuerer und besserer Lösungen nicht weiter für die breite Masse der Anwender empfohlen werden.

Bei der klassischen Aktivierung von MMS kommt es immer zu einem Säureüberschuss. Schon sehr früh hatte man deshalb Versuche unternommen diesen z.B. durch die anschließende Zugabe einer Messerspitze **Natron** (auch Natriumhydrogenkarbonat, Kaiser-Natron, Bullrich-Salz oder Baking Soda genannt) diese zu neutralisieren. Dabei schäumt es kurz auf. Mittlerweile ist man in der Jim Humble Gruppe weltweit wieder davon abgegangen, da dies die Wirksamkeit des Chlordioxids zu beeinträchtigen scheint. Nun benutzt man Natron eher bei Überdosierungen von MMS als Gegenmittel. Außerdem gibt es mittlerweile bessere Methoden und Mittel eine pH-neutrale Lösung zu bekommen.

Bei der sogenannten **Gefeu-Methode** wird das Natriumchlorit mit einer je nach Aktivator gesondert zu berechnende Menge Säure vollständig aktiviert um eine möglichst hohe Ausbeute des Chlordioxidgases zu erreichen. Die Lösung ist aber nicht pH-neutral und wirklich eingeleuchtet haben mir die Vorteile auch nicht. Da ein MMS-Set sowieso recht günstig zu erwerben ist und in der Regel für eine Familie über 2 Jahre hält, können die beabsichtigten Kosteneinsparungen nur minimal ausfallen. Das vollständig aktiviertes MMS in einer immer noch pH-sauren Umgebung besser wirkt oder besser verträglich ist, darüber liegen nicht genug eindeutige Erfahrungen vor. Außerdem trägt evtl. gerade die von Dr. Andreas Kalcker gefundene Nachaktivierung von MMS im Magen zu dessen besserer Wirkung (Retard) bei. Außerdem wird die Gefeu-Methode auch mit Weinsäure und anderen Säuren als Aktivator empfohlen, die Jim Humble zu keinem Zeitpunkt erwähnt oder empfohlen hat. Organische Aktivatoren sind auch in der gesetzlich sehr genau geregelten Trinkwasserentkeimung explizit ausgeschlossen, da dann in der Lösung ein Restmolekül überbleibt und das ganze auch schneller rück verkeimt. Es gibt auch Heilpraktiker, die insbesondere vor dem Einsatz der Weinsäure ausdrücklich warnen. Auch werden völlig andere Konzentrationen und

Einnahmedosierungen empfohlen als in den MMS-/CDS-1000 Protokollen von Jim Humble. Ich frage mich, wo man da die große Erfahrungsbasis gesammelt hat, bevor man solche Empfehlungen öffentlich ausspricht. Die vielen Verständnisfragen, die auch immer wieder in den Foren oder in meinen Seminaren aufkommen, bestärken mich diese Methode nicht für die breite Masse weiter zu empfehlen. Dieser sich selbstständig entwickelte Nebenarm distanziert sich einerseits von Jim Humble verbucht aber auf der anderen Seite die Erfolge bei den gleichen Krankheiten auf das Konto der eigenen Methode. Die Gefeu-Methode ist außerdem meines Wissens nach außerhalb Deutschlands in der weltweiten MMS-Gemeinde vollkommen unbekannt.

CDH war der Versuch der MMS-Gruppe die durch Destillation gewonnene CDS-Lösung länger haltbar zu machen. Dazu wurde in das CDS nach Messen mit Teststreifen immer wieder Natriumchlorit nachgeträufelt. Dies ist etwas für Profis und mir für die breite Masse zu kompliziert und führt auch nur wieder zu einer nicht pH-neutralen Lösung.

CDI (Chlorine Dioxide Injections) ist für die intramuskuläre oder intravenöse Injektion einer Chlordioxidlösung gedacht. Dr. Andreas Kalcker bringt das Chlordioxidgas in verdünntes Meerwasser ein. Somit ist es pH-neutral und hat auch gleich den richtigen Salzgehalt wie das Blut. Außerdem scheint kalt und feinst gefiltertes Meerwasser eine sehr belebende und Heilprozesse beschleunigende Wirkung zu haben, wie auf dem Spirit of Health Kongress 2014 von Francisco Coll, Manager von Laboratories Quinton International Alicante, vorgetragen wurde.

ACHTUNG: Infusionen mit Chlordioxidlösungen sind Ärzten, Heilpraktikern und anderweitig geschultem medizinischen Personal vorbehalten. Sie sollten immer unter Aufsicht erfolgen!

Nachtrag: MMS-Gold

Sehr häufig bekommen wir die Fragen, wie man MMS-Gold anwendet. Hierzu muss man wissen, dass MMS-Gold kein Biozid ist und auch nicht auf Basis des Wirkstoffes Chlordioxid wirkt und auch sonst nichts mit den MMS-Anwendungen nach Jim Humble zu tun.

Gleich wohl ist es ein sehr effizientes Mittel auf körperlicher und feinstofflicher Ebene. MMS-Gold ist ein Markenzeichen des Jim Humble Verlages von Leo Koehof und ist eine interessante Multiminerallösung aus ionisierten Mineralien. Diese haben die interessante Eigenschaft nahezu alle Verunreinigungen und Begleitstoffe im Wasser zu binden. Selbst in klarem Leitungswasser eingetröpfelt, fallen nach 10-15 Minuten dunkele Verbindungen auf dem Glasboden. Die Idee ist hier wie im Glas Wasser auch das Zwischenzellwasser in Mensch und Tier zu reinigen. Ich habe immer wieder Seminarteilnehmer, die überzeugt von MMS Gold als Nahrungsergänzungsmittel sind.

Bezugsquellen:
siehe auf www.mms-seminar.com unter "Bezugsquellen"

1.6.4 Dritte Entwicklungsstufe: CDSplus - haltbares und stabiles CDS

Die dritte und neuste Entwicklungsstufe, hier nur „**CDSplus**" genannt, verbindet die Vorteile des klassischen MMS mit der besseren Verträglichkeit von CDS. Hier bekommt man auch nur eine Flasche mit einer Flüssigkomponente und eine separate genau abgestimmte Aktivierungstablette mitgeliefert. Aufgrund der geringen Konzentration ist diese Flüssigkomponente nicht gefährlich und auch nicht ätzend (wie z.B. beim MMS). Im nicht aktivierten Zustand kann dieses Produkt genau wie das klassische MMS jahrelang ungekühlt aufbewahrt werden.

Aktivierung CDSplus:

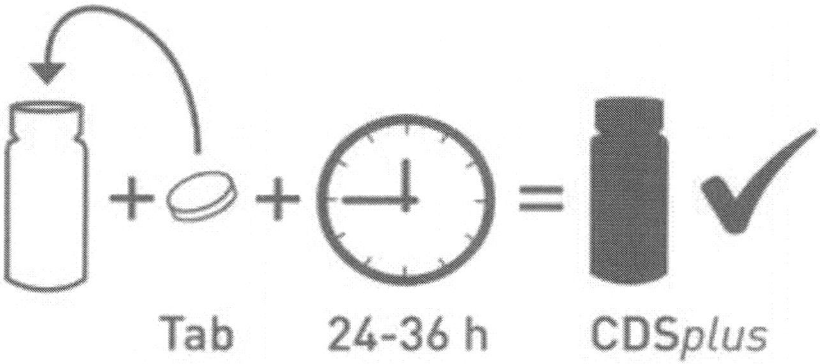

Bei Bedarf wirft man die Aktivierungstablette aus dem Sachet in die Flüssigkomponente, verschließt und schüttelt die Flasche kurz und wartet die vorgegebene Aktivierungszeit ab. Bei Raumtemperatur und höher sind dies ca. 24 Stunden, bei niedrigeren Temperaturen bis zu 36 Stunden. Somit wird der gesamte Flascheninhalt auf einmal und vollständig aktiviert. Auch der Aktivierungsprozess selbst ist sehr sicher, da es weder zu einer spontanen, heftigen chemischen Reaktion noch zu Gas- und Druckbildung kommt. **Nach der Aktivierung hat man ganz normales aber frisches, stabilisiertes CDS und mit einer standardisierten Konzentration**. Es ist sofort nach der Aktivierung pH-neutral, geruchs- und geschmacksarm und damit hervorragend verträglich. Genau wie das gebrauchsfertige CDS gehört es nach der Aktivierungszeit im Kühlschrank aufbewahrt (nach Herstellerangaben ca. 6-9 Monate haltbar) und wird auch genau so dosiert wie das bisherige gebrauchsfertige CDS.

Der große Vorteil neben der Haltbarkeit ist, dass man nach dem Aktivieren immer frisches CDS mit einer standardisierten Chlordioxidkonzentration erhält. Dadurch kann man nun weltweit endlich immer eine wiederholbar gleiche Dosierung herstellen. Die Entwicklung des CDSplus ist patentrechtlich geschützt*, aber dennoch weltweit bei immer mehr Händlern erhältlich.

Dosierung von CDSplus

Da nach der Aktivierung CDSplus nahezu identisch ist mit gebrauchsfertigen CDS-Lösungen gelten alle folgenden Ausführungen und Dosieranleitungen von CDS auch für CDSplus.

Der grobe Umrechnungsfaktor MMS zu CDSplus lautet:

3 aktivierte Tropfen MMS entsprechen ca. 1ml CDSplus (für CDS mit ca. 0,3% Chlordioxidlösung, also 3.000 ppm)

Zur weltweit einheitlichen Dosierung wird eine Dosierpipette mit ml-Beschriftung (Kunststoffspritze ohne Kanüle) empfohlen.

Hintergründe

Aktivierung

Beim CDSplus ist vor Gebrauch eine einmalige Aktivierung der gesamten Flasche notwendig.

Standardisierte Konzentration

Durch das einfache und sichere Aktivieren der Flasche erhält man bei Bedarf eine ganz frische Chlordioxidlösung. Durch die genaue Abstimmung von Flüssigkomponente und Aktivierungstablette beträgt die Chlordioxidkonzentration wie gewünscht immer sehr genau 0,3% bzw. 3.000 ppm. Erst durch diese, von jeden Laien immer gleich herstellbare Konzentration, ist eine Wiederholgenauigkeit wie bei den klassischen MMS-Anwendungsprotokollen gegeben.

Reines Chlor

Die Rezeptur und das Aktivierungsverfahren von CDSplus ist das einzige mir bekannte Verfahren, bei dem nachgewiesener Maßen kein freies Chlor unmittelbar nach der Aktivierung gemessen werden kann. Somit kann es auch nicht zu den möglichen „Mikrovergiftungen“ mit Chloraten kommen wie beim MMS und CDS. Diese Eigenschaft des CDSplus scheint bisher vollkommen unterschätzt worden zu sein, wie die ersten Erfahrungsberichte weiter hinten zeigen.

Stabilisiert

Das beim CDSplus verwendete und patentierte Puffersystem sorgt auch dafür, dass die hergestellte Chlordioxidlösung stabilisiert und damit in der Regel länger haltbar ist als die gebrauchsfertigen (durch Destillation hergestellten) CDS Lösungen. Dennoch ist die Lagerung im Kühlschrank vorzuziehen um die Haltbarkeit ggfs. auf 6 bis 9 Monate auszudehnen.

***rechtlicher Hinweis:**

CDSplus® ist eine eingetragene Marke der Fa. Atlantis Larimar International Trading Limited (www.power-cds.com).

1.6.5 Vergleich der Chlordioxidprodukte

Marktübersicht Chlordioxidprodukte		1. Stufe MMS		2. Stufe CDS		3. Stufe CDSplus
Aktivierung notwendig	−	Ja	+	Nein	−	Ja
Haltbarkeit vor Aktivierung	+	bis zu 5 Jahren	−	max. 6 Monate ab Herstellung (nicht ab Kaufdatum!)	+	bis zu 5 Jahren
Haltbarkeit nach Aktivierung	−	sofort verbauchen/ max. 24 Std. in Glasflasche	+	nur ca. 6 Monate ab Herstellung (nicht Kaufdatum!)	+	**6 - 9 Monate**
Lösung stabilisiert?	−	nein	−	nein	+	**Ja**
Gekühlt lagern	+	Nein	−	Ja, immer	+	Nein
Gefährdung durch aggressive Chemik.	−	Ja	+	Nein	+	Nein
Chlordioxid-konzentration	+	durch Tropfenzahl exakt wiederholbar	−	schwankt sehr stark nach Anbieter und Alter	+	**immer exakt 0,29% nach der Aktivierung**
pH-Wert nach Aktivierung	−	sehr sauer (2-3)	+	pH-neutral (6,5 - 7,0)	+	pH-neutral (6,5 - 7,0)
Geschmack	−	stark	+	mild	+	mild
Geruch	−	sehr stark	+	mild	+	mild
Chlorfrei* nach Aktivierung	−	nein	−	nein	+	**Ja**
Gefahr der Chloratbildung	−	Ja	−	Ja	+	**Nein**
Verträglichkeit	−	45-50%	+	80-100%	+	90-100%
Preis	+	2x100ml ca. 18-26€	−	100ml ca. 15-30€	−	100ml + Tab ca. 26-30€

Erläuterungen

*Chlorfrei: Entgegen der bisherigen Annahmen entsteht beim Aktivieren von klassischem MMS nicht nur der gewünschte Wirkstoff Chlordioxid, sondern immer auch geringe Mengen an reinem Chlor. Reines Chlor reagiert sehr aggressiv mit nahezu jedem Reaktionspartner und es besteht die Gefahr der Chloratbildung. Chlorate wie z.B. Unkraut-Ex können in diesen geringen Mengen neben dem heftigen Geruch und Geschmack auch ein Grund für eine schlechtere Verträglichkeit von MMS sein. Auch das durch Destillation (aus aktiviertem MMS) hergestellte CDS enthält somit geringe Mengen an freiem Chlor. Dieses freie Chlor kann man ganz gut binden, indem man immer bei jeder MMS bzw. CDS Dosis kurz vor der Einnahme mindestens 1 Tropfen DMSO hinzu gibt (siehe Kapitel über DMSO). Beim neuen CDSplus hingegen ist die Entstehung von reinem Chlor bei der Aktivierung durch das patentierte Verfahren sicher ausgeschlossen.

1.6.6 Wann nehme ich was?

Soll ich bei all diesen Vorteilen also nur noch das CDSplus verwenden? Nein, ich benutze weiterhin MMS z.B. für Fuß- und Vollbäder (CDS/CDSplus wäre hier viel zu teuer) und überall wo man Wunden oder Räume und Gegenstände begasen und damit desinfizieren möchte. Das Erzeugen von großen Mengen an Chlordioxidgas funktioniert nämlich nur mit dem klassischen MMS. Für die orale Einnahme verwende ich dagegen überwiegend CDSplus. Aus den Seminaren weiß ich, dass 5 bis 6 von 10 Neueinsteigern eine MMS-Kur vorzeitig wegen Geruch, Geschmack und / oder Übelkeit abbrechen. Beim CDSplus hingegen bleiben in der Regel alle 10 bis zum Schluss dabei. Außerdem kann man bei akuten Erkrankungen mit CDSplus viel höher dosieren ohne die geringsten Nebenwirkungen (bisheriger Erfahrungsstand). Aufgrund der langen Haltbarkeit ohne Kühlung (vor der Aktivierung) und der wiederholbar gleichen Chlordioxidkonzentration wird sich wohl das praktischere CDSplus gegenüber den gebrauchsfertigen CDS-Produkten mittelfristig durchsetzen und damit hoffentlich auch der Preis sich nach unten entwickeln.

1.6.7 Erste Erfahrungsberichte mit CDSplus

Dr. Andreas Kalcker sieht die Vorteile von CDS unter anderem darin, dass man es viel höher dosieren kann, d.h. eine größere Menge von Chlordioxid pro Tag in den Körper einbringen kann, als mit dem klassischen MMS. Bei diesen Mengen würde beim MMS allein schon aufgrund der Übersäuerung Durchfall als Nebenwirkung auftreten können. Er berichtet in seinem Buch „CDS/MMS - Heilung ist möglich" von einer Frau mit Brustkrebs im Endstadium, die durch hohe tägliche Dosen CDS innerhalb von 6 Monaten eine ansonsten extrem seltene Spontanheilung erreicht hatte. Die Eigenschaften von CDS sind dabei auf CDSplus übertragbar.

Kerri Rivera, Autoren des Buches „Autismus heilen", ist begeistert über die Einfachheit der Herstellung von standardisiertem CDS mit dem tablettenaktivierten CDSplus. Die lange Haltbarkeit im nicht aktivierten Zustand kannte sie bisher nur vom klassischen MMS. Erst die wiederholbare exakte Herstellung einer 3.000 ppm Chlordioxidlösung ohne Chemiekenntnisse und ohne Meßstreifen macht eine weltweite standardisierte Anwendung möglich. Auch sie führt die tatsächlich deutlich bessere Verträglichkeit des CDSplus möglicherweise auf das komplette Fehlen von reinem Chlor zurück. Bisher war dies mit MMS und CDS durch Destillation nicht möglich. Für sie sind nun sogar Gesamtdosen von bis zu 50ml pro Tag CDS möglich.

Dr. Wassil Nowicky, Entwickler des aus dem Schöllkraut gewonnenen alternativen Krebsmittels **Ukrain**, berichtete von seinen Erfahrungen am eigenen Leib. Er sei überrascht gewesen, dass seine alten Warzen schon nach 3-4 Tagen oraler Einnahme und Einreiben mit CDSplus abgefallen seien. Bei seinem Ukrain hatte er festgestellt, dass je sauberer ein Körper ist, desto intensiver das Ukrain wirken könne (bis zum 500-fachen!). Leider ergebe sich nach der effizienten Erstgabe von Ukrain durch die entstehenden Zerfallsprodukte eine abnehmende Wirkung bei Folgegaben. Aus diesem Grunde hat er sein Ukrainprotokoll nun kombiniert mit der Gabe von CDSplus. Erst bekommt ein Patient 5 Tage Ukrain, dann 5 Tage 20ml/Tag CDSplus mit dem oralen CDS-1000 Protokoll. Dann bekommt der Patient 10 Tage Ukraine und weitere 10 Tage Ukrain mit hochdosiertem Vitamin C. Anschließend wird in der Behandlungspause von Ukrain 20 Tage das CDS-1000 Protokoll mit 20ml/Tag CDSplus genommen. Es wechseln sich dann 20 Tage Ukraingabe mit 20 Tagen CDSplus Gabe ab. Anmerkung: Das Ukrain ist zur Zeit nur bei ihm in Wien und nur für medizinische Studienzwecke zu erhalten.

Dr. Dietrich Klinghardt, international anerkannter Alternativmediziner mit Kliniken in den USA und Deutschland, hat die hohe Reinheit (100% chlorfrei direkt nach der Aktivierung) von CDSplus überrascht. Die Herxheimer Reaktion erkläre nur einige Fälle von Unwohlsein nach der Einnahme von Chlordioxidlösungen. Die Anteile von reinem Chlor in dem aktivierten MMS und destillierten CDS und die damit verbundene mögliche Chloratbildung, könnte da viel eher eine belastbare Erklärung sein. Mit diesem reinen Produkt seien nun viel höhere Dosierungen ohne die bekannten Nebenwirkungen möglich. Dr. Klinghardt ist einer der ersten weltweit bekannten und renommierten Alternativmediziner, der MMS/CDS-Anwendungen insbesondere Einläufe fest in seinen Behandlungsprotokollen einbaut.

1.6.8 MMS zur Krisenvorsorge

Es gibt viele Gründe warum es zu einer Krisensituation auch im Herzen Europas kommen kann: der zur Zeit vorsätzlich geschürte Weltkriegskonflikt mit Russland, die angebliche Terrorgefahr, Naturkatastrophen, Währungszusammenbruch, Bürgerkrieg, Veränderungen der Sonnenaktivität oder des Klimas usw..

Häufig fällt erst einmal im Krisenfall der Strom auf unbestimmte Zeit aus. Viele Ukrainer können aktuell ein Lied davon singen. Nur wenige kennen das wirkliche Ausmaß dieser Tatsache im verwöhnten Europa. Ohne Strom funktionieren keine Pumpen und es gibt keinen Wasserdruck. Das Wasser läuft vielleicht noch im Erdgeschoß für eine gewisse Zeit aus dem Wasserhahn, aber alle Etagen darüber müssen dich ihr lebensnotwendiges Wasser anderweitig besorgen. Außerdem haben laut einer Krisen-Studie keine 2% der Tankstellen in Deutschland ein Notstromaggregat, d.h. es kann auch kein Treibstoff mehr gepumpt bzw. getankt werden. Dies führt in den nächsten Tagen dazu, dass keine LKWs mehr Essen und Trinken in die Stadt bringen können und auch der Müll liegen bleibt. Der Mensch kann in der Regel bis zu 30 Tage ohne Essen auskommen, aber keine 3 Tage ohne zu Trinken. Nun gilt es Regenwasser aufzufangen oder aus einem nahegelegen Fluss oder Teich Wasser zu entnehmen und zu lagern. Wasser, das gelagert wird, fängt aber nach wenigen Tagen an zu veralgen und zu verkeimen und bildet gefährliche Biofilme. Der Genuss wäre dann ohne Abkochen lebensbedrohlich. Hier ist ein mobiles MMS-Set sehr sinnvoll, Wasser aus Quellen unbekannter Reinheit zu entkeimen und sicher zu lagern. Da aber auch die Körperpflege und die Reinigung der Küche durch den Wassermangel eingeschränkt sind, drohen auch Krankheiten durch mangelnde Hygiene. Auch hier kann zur Vorbeugung z.B. Ausgasen der Wohnung (siehe MMS-Tipps) oder ein Einsprühen des Körpers oder von Gegenständen mit MMS-Spray sehr sinnvoll sein. Muss man bei einer länger andauernden Krise die Wohnung verlassen, helfen auch keine stationär angebrachten und erst mit Wasserdruck funktionierenden Wasserfilter (Membran oder Umkehrosmose) mehr weiter, aber unsere beiden leicht transportierbaren MMS-Fläschchen. Man muss also kein Befürworter oder aktiver Nutzer von oralen MMS-Anwendungen sein, um Trinkwasseraufbereitungsprodukte sinnvoll einzusetzen.

Selbst in „normaleren" Zeit als oben skizziert, kann man sich nicht einhundertprozentig auf die Qualität des Trinkwassers aus der Leitung verlassen. Leider gab es Ende 2013 in Warstein Hunderte von Erkrankten und letztendlich mindestens drei Tote durch Legionellen im Trinkwasser. Das Abwasser der Brauerei war stark keimbelastet und das anschließende Klärwerk nicht im Stande dieses vollständig zu reinigen.

Fazit: Ein MMS-Set gehört für mich allein zur Krisenvorsorge in jeden Haushalt. Es ist preiswert, lange haltbar, nimmt wenig Platz ein und multifunktional einsetzbar ähnlich wie ein Schweizer Taschenmesser.

1.6.9 Bezugsquellen für Trinkwasserprodukte

Chlordioxidprodukte sind weltweit unter anderem gesetzlich zur Trinkwasserentkeimung zugelassen und legal im Handel erhältlich. **Bitte frage aber keine Anbieter nach den MMS-Anwendungsprotokollen nach Jim Humble!** Diese dürfen und werden aus gesetzlichen Gründen keine Auskünfte darüber geben. Das gleiche gilt für Anbieter von Calciumhypochlorit (MMS2) als Poolreiniger. Diese „andere Art“ der Anwendung als Medikament ist nicht zugelassen und solche Eigenbehandlungen werden auch immer in Eigenverantwortung durchgeführt. Wie im Kapitel „MMS zur Krisenvorsorge“ und in den MMS-Tipps weiter hinten beschrieben, gehört für mich MMS in jeden Haushalt, auch wenn man keine gesundheitlichen Anwendungen nach Jim Humble machen möchte.

Da sehr viele Anfragen nach Bezugsquellen für Chlordioxidprodukte aus vielen Ländern kommen, in denen es lokal unterschiedliche Hersteller, Anbieter, Rezepturen und Qualitäten gibt und da wir nicht ständig alle testen können, geben wir folgende Bezugsquelle für Trinkwasserprodukte der Marke AQUARIUS pro life bekannt:

www.power-cds.com
www.aquarius-prolife.com

Die Produkte sind vollständig nach der strengen deutschen Trinkwasserverordnung hergestellt, entsprechen den neusten Rezepturen und Entwicklungsstufen (auch das CDSplus), sind sicher verpackt und haben eine Anleitung in 4 Sprachen dabei. Außerdem ist der Webshop in über 10 Sprachen bedienbar und liefert weltweit. Die Qualität dieser Produkte ist uns bekannt. Es gibt sicherlich auch andere Quellen mit ordentlicher Qualität und ähnlichen Namensgebungen, aber wir haben keinerlei Erfahrungen und geben darüber auch keinerlei Kommentare ab. Die Produktinformationen und Sicherheitsdatenblätter der jeweiligen Hersteller sollten immer beachtet werden. Bitte beachte auch die Warnungen bezüglich veralteter Mittel und Rezepturen in Kapitel „Wichtige Warnungen“ weiter hinten!

1.6.10 Wichtige Warnungen

Viele Anwender stellen immer wieder Fragen, aus denen hervorgeht, dass etwas falsch verstanden oder gemacht wurde. Deshalb hier einige wichtige Warnungen.

MMS und CDSplus Komponenten nicht einzeln anwenden
Bitte verwende niemals bei 2-Komponentenprodukten (z.B. klassisches MMS oder CDSplus) eine der Komponenten alleine! Bitte verschlucke auch niemals die Aktivierungstablette beim CDSplus. Sie dient ausschließlich der Aktivierung der mitgelieferten speziellen Flüssigkomponente.

Produkte mit höheren Konzentrationen als 3.000 ppm bzw. 0,3%
Manche Anbieter bieten CDS Lösungen mit über 0,3% bzw. 3.000 ppm Konzentration an. Bei deutlich höheren Konzentrationen kann die Gas-Konzentration oberhalb des Flüssigkeitsspiegels in einer Flasche explosive Werte annehmen. Außerdem kann man dann mit der Umrechnung zu den Anwendungsprotokollen mit 3.000 ppm mal schnell durcheinander kommen und zu wenig oder zu viel anwenden.

CDS/CDL-Produkte, die bei 3.000 ppm nicht pH-neutral sind
Außerdem sind viele dieser mit CDS oder CDL beworbenen Produkte bei 3.000 ppm Konzentration nicht pH-neutral und damit kaufst Du eigentlich nur ein paar Tropfen sehr teures aktiviertes herkömmliches MMS. Die Haupteigenschaft von CDS ist nach der Definition von Dr. Andreas Kalcker ja gerade die **pH-Neutralität der Chlordioxidlösung bei ca. 3.000 ppm Konzentration**.

Keine CDS-Destillat selber herstellen!
Bitte stelle niemals CDS-Destillat nach den Andreas-Kalcker-Filmen in YouTube selber her. Schon alleine die Auswahl eines falschen Schlauchmaterials kann dazu führen, dass die Schläuche verkleben. Dabei entsteht ein immer größerer Druck, der dann zu einem Platzen der Gefäße führen kann. Andere Destillationsverfahren (z.B. die Kühlschrankmethode mit Schwimmerglas) erzeugen nur eine schwache 300 ppm Konzentration und Du musst dann wieder bei allen Protokollen umrechnen.

Maximal 30 Tropfen MMS auf einmal aktivieren
Aktiviere niemals mehr als 30 Tropfen vom klassischen MMS. Auch wenn Du mehr benötigst um z.B. eine große Regenwasserzisterne zu entkeimen, aktiviere maximal 30 Tropfen und gebe diese in das zu entkeimende Wasser. Dann aktiviere erneut weitere 30 Tropfen und gebe diese auch ins Wasser und so weiter. Arbeite bei diesen Mengen mit mehr als 30 Tropfen immer in gut belüfteten Räumen. Also in Etappen kommt man besser und sicherer ans Ziel als alles auf einmal zu aktivieren.

Bei Verschütten immer mit Wasser verdünnen
Solltest Du aktiviertes klassisches MMS verschüttet haben, dann spüle und reinige es immer mit viel klarem Wasser, da es pH-sauer ist. Das gleiche gilt abgeschwächt auch für CDS/CDSplus Lösungen. CDS/CDSplus ist zwar pH-neutral, aber das Chlordioxid könnte immer noch eine leicht oxidierende und damit entfärbende Wirkung auf Stoffen und Oberflächen haben.

Andere Verfahren und Rezepturen
Es gibt auch noch viele andere Verfahren Chlordioxid herzustellen insbesondere aus zwei rein trocknen Komponenten. Aber diese sind meines Wissens nach für andere technisch Einsatzgebiete und nicht für die Trinkwasseraufbereitung in Deutschland zugelassen.

Verwende keine industriellen Gebindegrößen
Um Chlordioxidprodukte in industriellen Gebindegrößen zu verwenden, solltest Du eine ausführliche Schulung im Umgang mit Chlordioxid gemacht haben. Die Explosionsgefahr oder die Möglichkeit an Blausucht zu ersticken, ist bei diesen großen Wirkstoffmengen einfach sehr real. So groß ist dann die Kostenersparnis auch wieder nicht, um diese Risiken einzugehen.

DMSO bringt alles in die Tiefe und entfärbt Kleidungsstücke
Auch der Umgang mit dem Wirkverstärker DMSO (Dimethylsulfoxid) sollte mit Bedacht geschehen. DMSO ist ein starkes organisches Lösungsmittel, d.h. es entfärbt viele Stoffe. Immer wenn DMSO verschüttet wurde, sollte es mit viel Wasser aufgenommen bzw. abgewaschen werden. DMSO kann Gummi (z.B. Gummihandschuhe) auflösen, ist aber nicht ätzend. DMSO bringt nicht nur

Chlordioxid, sondern alles in tieferes Gewebe, auch Schmutz. Also ist immer im Anwendungsgebiet sauber zu arbeiten.

1.7 Weitere Hilfsmittel

1.7.1 MMS2 - Calciumhypochlorit

Zur Erweiterung der Anwendungsmöglichkeiten bei den schweren Erkrankungen, wo MMS1 also Natriumchlorit + aktivierende Säure oder CDS-Lösungen nicht oder nicht ausreichend geholfen haben, hatte Jim Humble das MMS2 empfohlen. MMS2 basiert auch auf einer Chemikalie, die zur Trinkwasserentkeimung zugelassen ist. Das Calciumhypochlorit wird als Granulat in einer Kapsel eingenommen. Der Aktivator ist in diesem Falle das Wasser. So bildet sich im Körper die hypochlorige (unterchlorige Säure). Das Immunsystem des Körpers verwendet normalerweise selber diese hypochlorige Säure um Keime abzutöten. Die weißen Blutkörperchen umschließen einen krankmachenden Keim und zersetzen ihn anschließend mit dieser Säure. Nun ist die Theorie, dass chronisch erkrankte Menschen zu wenig von dieser Säure produzieren, weil z.B. ihnen die Ausgangsstoffe hierfür ausgegangen sind. Tatsächlich hatte ein Facharzt dem Dr. Andreas Kalcker berichtet, dass Menschen, die einen Mangel an Myeloperoxidase (MPO) im Blut aufweisen, eine solche Schwäche hätten genug Keime abzutöten. Dies sollte unbedingt noch weiter erforscht werden.

Einnahmeprotokoll für MMS2 Kapseln
Jim Humble empfiehlt täglich bis zu 4 x 1 Kapsel mit je 400mg Calciumhypochlorit jeweils mit 2-3 großen Gläsern Wasser zu trinken. Im Idealfall sollte im MMS-2000 Protokoll angewandt werden. Hier wird in das MMS-1000/CDS-1000 Protokoll die abwechselnde Einnahme einer Kapsel eingefädelt, so dass man einmal MMS1/CDS und in der nächste Stunde MMS2 Kapseln einnimmt. Frau Dr. Oswald rät dabei zu deutlich geringeren Dosierungen pro Kapsel.

ACHTUNG: Keine beschädigten Kapseln einnehmen! Bei Berührung mit dem Granulat alles gründlich mit reichlich Wasser abwaschen! Sollte eine Kapsel bei Verschlucken kaputtgehen oder auch bei Unwohlsein nach Einnahme einer Kapsel sollte man immer **noch mehr Wasser nach trinken**. Verdünnen hilft hier am besten!

Ich selber musste nach der Einnahme einer Kapsel immer nach 20-30

Minuten öfter aufstoßen, wobei sich immer ein Geruch verbreitete, als hätte ich beim Schwimmen den ganzen Pool ausgetrunken. Das meldeten auch viele Workshop-Teilnehmer, es ist aber eher witzig als unangenehm oder gefährlich. Einigen wenigen wurde leicht übel, was aber mit einem weiteren großen Glas Wasser schnell behoben werden konnte. Weitere Nebenwirkungen wurden bisher nicht berichtet.

Erfahrungen mit MMS2

All unser MMS Wissen basiert letztendlich auf dem verdichteten Erfahrungswissen der Anwender und ihren Rückmeldungen. Wir haben ungefähr 100-200 Mal weniger Erfahrungsberichte mit MMS2 als mit MMS1. Es wird ja auch nicht für die täglichen Bagatelle-Infekte genommen, sondern wenn die Erkrankungen lebensbedrohlich sind. Dennoch sind die mir gemeldeten Erfahrungsberichte sehr vielversprechend. Gerade bei schweren Erkrankungen, wo die Schulmedizin einfach keine bekannte Krankheit diagnostizieren konnte, habe ich zwei Anwender, die den weiteren Verlauf ihrer Krankheit stoppen konnten und sogar die Heilung wieder einsetze. Ich kenne auch einen Anwender der MMS2 bei einem gestreuten Prostatakrebs seit Monaten einnimmt und sich damit viel besser fühlt und die schulmedizinischen Medikamente weitestgehend abgesetzt hat. Eine Dame aus Berlin hat von Borrelien über Trichomonaden bis hinzu Morgellons so ziemlich alles an Parasiten und war sehr krank. Mit MMS1 und MMS2 verbesserte sich ihr Zustand stetig. Sie hat es noch nicht vollständig geschafft, aber sie sagt ohne MMS2 könne sie den Tag kaum überstehen. Interessanterweise bekomme ich sehr viele Meldungen mit Erfolgen bei Pferden gemeldet. Hier lösten die Besitzer z.B. den Kapselinhalt in einer größeren Menge Wasser auf und gaben es dem Tier zu trinken. Es erholte sich von einem sehr schweren Infekt obwohl der Tierarzt nach seinen vergeblichen Maßnahmen das Einschläfern empfahl. Auch bei der verbreiteten Hufrehe (aseptische Entzündung der Klauenlederhaut) hatte man durchschlagende Erfolge wenn man die Hufe in einem Eimer mit einer geringen aufgelösten Menge an MMS2 Granulat stellte.

Bezugsquellen / Haltbarkeit

Es gibt immer weniger Bezugsquellen für Kapseln mit Calciumhypochlorit, da die gesetzlichen Auflagen einen geschulten Sicherheitsbeauftragten im anbietenden Betrieb verlangen. Außerdem ist das MMS2 nur bedingt haltbar, da die Kapseln durch den oxidativen Inhalt sehr schnell spröde werden und zerbröseln.

Bezugsquellen:
siehe auf www.mms-seminar.com unter "Bezugsquellen"

Mal etwas ganz anderes …

Also wenn ich einen Swimmingpool oder Regenwasserzisterne hätte bzw. einen eigenen Brunnen, der immer wieder verkeimt und veralgt, dann würde ich mir immer Calciumhypochlorit als Granulat in einem kleine Eimer kaufen. Meines Erachtens die beste Qualität hat dabei nach meinem Internetrecherchen das Produkt **melchlorite 70/G** (z.B. bei www.melkam.de). **Bitte unbedingt angeben, dass es nur für eure Regenwasserzisterne ist.** Ein Kilogramm kostet dabei nur ca. 10€, aber die Versandkosten für Chemikalien sind etwas höher! Bei anderen Anbietern wurden im Labor bis zu 15% an unlöslichen Bestandteilen gemessen. Dieses Produkt aus Japan hat nur 1,6% und ist damit wohl das reinste und am sichersten zu handhabende Granulat am Markt. Wenn man sich dann noch z.B. bei eBay Gelatine- oder besser Cellulose-Leerkapseln z.B. der Größe 0 kauft, kann man sich seine „Desinfektionsbömbchen“ frisch selber abfüllen. Das Schöne dabei ist, dass man je nach Bedarf erst einmal auch mit viertel- oder halbgefüllten Kapseln anfangen kann zu dosieren und nur so viele Kapseln herstellt, wie benötigt.

VORSICHT: Man sollte bei der Handhabung und Verarbeitung von Calciumhypochlorit eine Schutzbrille und Handschuhe tragen und das Zimmer sollte gut belüftet sein. Die Gase aus so einem kleinen Eimer Granulat können die Augen und Atemwege reizen. Bitte eigenverantwortlich und auf eigene Gefahr handeln und das jeweilige Sicherheitsdatenblatt des Produktes befolgen!

… ich weiß auch nicht, wieso ich jetzt grad auf dieses Thema gekommen bin.

1.7.2 MMS2-Ersatz auf Basis von Natriumhypochlorit

Seit kurzem gibt es als MMS2-Ersatz eine schwache (<1%ige) Natriumhypochloritlösung zu kaufen. Auch diese erzeugt letztendlich hypochlorige Säure im Körper wie das MMS2 auf Basis von Calciumhypochlorit. Diese Lösung wird in Tröpfchen dosiert anstatt der vom MMS2 bekannten Kapseln. Auch hier ist Wasser der Aktivator.

Die WHO (Weltgesundheitsorganisation) und mit ihr viele Gesundheitsbehörden weltweit empfehlen bei Kontamination mit dem Ebola-Virus (Räume, Betten, Kleidung usw.) eine Desinfektion mit 5,25%iger Natriumhypochloritlösung. Interessanterweise ist Natriumhypochlorit ein Verwandter vom MMS2 (Calciumhypochlorit), das auch zur Trinkwasserdesinfektion eingesetzt wird. Wenn Natriumhypochlorit also schon den Ebola-Virus gründlich abtötet, dann kann es das um 15-fach wirksamere Chlordioxid (§11 Trinkwasserverordnung 2001) erst recht. Aber Chlordioxid mit einem Redoxpotential von 0,95 V kann gesunden Körperzellen mit einer Zellspannung von 1,4 V definitiv nicht schaden, während Natriumhypochlorit mit 1,49V dies könnte. aber auch hier kommt es sicherlich auf die Konzentrationen an.

Auch ich habe mir ein Fläschchen besorgt, aber bisher aus Zeitmangel noch nicht ausprobiert. Da mir hierzu die eigenen Erfahrungen und eine ausreichend große Erfahrungsbasis von Anwendern fehlt, kann und möchte ich hier keine Empfehlung aussprechen. Ich gehe davon aus, dass aufgrund der viel geringeren Wirkstoffkonzentration als in den MMS2-Kapseln entsprechend mehr dieser Lösung eingesetzt werden kann (z.B. 2x 10 Tropfen morgens und abends). Ich bleibe da aber dran!

1.7.3 Wirkverstärker DMSO

DMSO (Dimethylsulfoxid) ist eine natürliche Verbindung, ein organisches Lösungsmittel, das klar ist und leicht faulig nach Knoblauch riecht. DMSO fällt bei der Zellstoffgewinnung aus Baumholz an. Dieser Stoff ist schon von seinen physikalischen und chemischen Eigenschaften außergewöhnlich und faszinierend. Diese werden aber durch seine vielfältigen biochemischen Eigenschaften und Wirkungsweisen noch deutlich übertroffen. Es vereint die Wirkungen vieler einzelner Medikamente und Mittel in erstaunlicher Weise in einer einzigen Lösung. Zunächst einmal ist DMSO ca. fünfmal ungiftiger als Kochsalz und damit ein sehr sicheres Therapeutikum. Als Nebenwirkungen sind eigentlich nur Hautrötungen und -irritationen bekannt, die aber immer nur vorübergehend sind. Sehr selten kann es bei Menschen eine DMSO-Unverträglichkeit geben, die man vor jeglichen Anwendungen mit einem einfachen Test ausschließen kann. Dazu verreibt man einige Tropfen DMSO auf den Arm und wartet 2-3 Stunden ab. Nur wenn es zu einem deutlichen Leberschmerz oder Hautreaktionen kommen sollte, ist von einer weiteren Anwendung von DMSO abzuraten. DMSO kann äußerlich und innerlich angewandt werden. Während des Abbauprozesses im Körper entsteht zwischenzeitlich auch das als Nahrungsergänzungsmittel bekannte MSM (Methylsulfonylmethan). Es ist wahrscheinlich gerade dieser methylisierte Schwefelanteil der für viele therapeutische Anwendungen so nutzbringend ist.

Eigenschaften von DMSO

DMSO durchdringt schnell und tief lebendes Gewebe ohne dabei Schaden anzurichten. Deswegen wird es unter anderem in der Kryokonservierung eingesetzt. Zellen werden dabei eingefroren ohne dass sie durch Ausdehnung des zu Eis gewordenen Zellwassers platzen. Sehr häufig werden deshalb auch Organe für Transplantationen in DMSO-Lösungen eingelegt. Außerdem wird es in Salben als Transportmittel und Wirkverstärker eingesetzt.

Hier ist eine unvollständige Liste der Wirkungen von DMSO:

- durchdringt schnell lebendiges Gewebe ohne Schaden
- transportiert dabei andere Stoffe tief ins Gewebe
- schmerzstillend (schneller und nebenwirkungsärmer als Aspirin)
- abschwellend
- entzündungshemmend
- keimabtötend
- beschleunigt die Wundheilung
- bringt Ordnung ins Gewebe (siehe MMS-Tipp „Narbenlösung")
- neutralisiert freie Radikale
- erhöht die Durchlässigkeit der Zellen und ermöglicht bessere Zellentgiftung
- mildert allergische Reaktionen
- entwässernd
- muskelentspannend
- kann auch altes Narbengewebe fast vollständig zurück bilden

Es wirkt nachweislich hervorragend bei Sklerodermie, Verbrennungen, Entzündungs- und Schmerzzuständen, Sportverletzungen wie Prellungen und Blutergüssen, Arthritis und rheumatoider Arthritis, Nasennebenhöhleninfektionen, interstitieller Cystitis, Herpes und Gürtelrose, Multipler Sklerose, systemischem Lupus erythematodes, Sarkoidose, Thyroiditis, Colitis ulcerosa, Lepra, Krebs und anderen Krankheitszuständen.

DMSO ist seit fast 150 Jahren bekannt und sein therapeutischer Nutzen seit über 60 Jahren erforscht und man möchte meinen mit über vierzigtausend Studien und Fachartikeln hinlänglich bekannt und anerkannt. Dennoch ist seine offizielle Zulassung als Medikament bis heute auf wenige Erkrankungen (Therapie von interstitieller Cystitis, einer schmerzhaften Harnblasenentzündung) beschränkt. Außerdem muss überall in der Welt wo zur Krebsbehandlung Bestrahlungstherapien durchgeführt werden, DMSO als Notfallmittel zur Verfügung gehalten werden. Damit können Strahlenschäden auf der Haut und im Gewebe nämlich schnell gemildert und effektiv behandelt werden.

In den MMS/CDS-Anwendungen nach Jim Humble ist DMSO ein gern gesehenes Hilfsmittel. Zum einen können 1-2 Tropfen DMSO nach der Aktivierung von klassischem MMS die geringen Mengen an dem unerwünschten reinen Chlor binden und zum anderen ist es ein bedeutender Wirkverstärker. Es kann sowohl bei äußerlichen als auch innerlichen Chlordioxidbehandlungen mit verwendet werden. Dabei bringt DMSO das Chlordioxid schnell in tieferes Gewebe, wo es wirken kann oder durch die Blutbahnen aufgenommen und im ganzen Körper verteilt wird. Sehr deutlich ist dies bei der MMS/CDS Mundspülung zu erkennen. Während die reine MMS/CDS Anwendung hier nur die Oberfläche der Mundschleimhaut, der Zunge und der Zähne desinfiziert, können durch Beigabe von DMSO auch tiefer liegende Entzündungen des Zahnfleisches, des Kieferknochens und der Zahnwurzeln effizient behandelt werden. Auch orale MMS bzw. CDS-Anwendungen werden durch Kombination mit DMSO deutlich intensiviert.

DMSO darf dabei aber immer nur nach einer vollständigen Aktivierung des klassischen MMS (also 1:1 Tropfen mischen, 45 Sekunden warten und Wasser zugeben) und immer erst direkt vor der eigentlich Anwendung hinzugegeben werden. Wenn man sich für eine MMS-1000 Kur z.B. morgens eine Flasche mit 1 Liter Wasser mit aktiviertem MMS zubereitet, darf das DMSO dort nicht mit hinein. Sondern jedes Mal wenn man eine Portion abgegossen hat, sollte es kurz vor der Einnahme erst dazu getropft werden. Kurzfristig unterstützen sich Chlordioxid und DMSO, doch langfristig zusammen gemischt, arbeiten sie eher kontraproduktiv. In der Regel sollen immer genau soviel DMSO Tropfen hinzugegeben werden, wie MMS Tropfen aktiviert wurden.

Die erstaunlichen Möglichkeiten von DMSO können hier nur oberflächlich angerissen werden. Wer mehr erfahren will, kommt um das DMSO Handbuch von Dr. Hartmut Fischer nicht herum.

Achtung: DMSO wird unter 18 Grad kristallin und fest. Es kann also durchaus sein, dass Du im Winter eine „harte“ Flasche bekommst. Diese bitte in einem warmen Wasserbad (keine Mikrowelle!) erwärmen und anschließend bei Raumtemperatur aufbewahren (nicht im Kühlschrank!).

Alle äußerlichen Behandlungen mit DMSO sollten mit auf ca. 70% verdünnter DMSO-Lösung (7 Teile DMSO 99,9% und 3 Teile Wasser) erfolgen. Die zu behandelnde Stelle muss sauber sein und darf bis zum vollständigen Einziehen der Lösung nicht bedeckt werden. DMSO kann die Farbe aus den Textilien lösen und auch diese in das Gewebe einbringen. Ebenso ist alles aus Gummi z.B. Gummihandschuhe von DMSO fern zuhalten, da es auch Gummi auflöst und dessen Bestandteile mit in die Haut trägt.

Bezugsquellen:
siehe auf www.mms-seminar.com unter "Bezugsquellen"

Fakten:
- Buch DMSO-Handbuch Dr. Hartmut Fischer
- Vortrag „DMSO“ Dr. Hartmut Fischer
- Buch "DMSO- Nature's Healer", dt. Übers. Dr. Morton Walker
- „DMSO ein verkanntes Wundermittel“ Nexus Magazin
- Toxizität von Chlordioxid

1.7.4 Zeolith und Bentonit

Im Zusammenhang mit den MMS-Protokollen nach Jim Humble werden häufig noch weitere unterstützende Hilfsstoffe eingesetzt. Zeolith und Bentonit können aufgrund ihrer mikroporösen Struktur und ihrer elektrischen Ladung große Mengen von anderen Stoffen aufsaugen und festhalten. Hier werden diese Eigenschaften zum Binden und Ausleiten von Schwermetallen und anderen Umwelttoxinen genutzt. Beide Stoffe nutzt man dazu in Pulverform und gibt in ein Glas mit Wasser 1 TL des jeweiligen Pulvers oder besser sogar eine Mischung beider Pulver hinein, verrührt es und trinkt es aus. Es darf nur ein Plastik- oder Holzlöffel verwendet werden, da Metall die elektrische Ladung und damit die Bindungsfähigkeit dieser Pulver negativ beeinflusst. Man kann morgens und abends so ein Glas mit gelöstem „Sand“ oder „Vulkanasche“ trinken. Nebenwirkungen ja selbst Überdosierungen sind hierbei nicht bekannt. Beide Stoffe und deren vielfältige Anwendungsmöglichkeiten werden im zweiten Buch „Back2Balance“ ausführlich beschrieben.

Bezugsquellen:
siehe auf www.mms-seminar.com unter "Bezugsquellen"

1.8 Die äußerlichen MMS-Anwendungsprotokolle

1.8.1 Mundspülungen

Der Mundraum ist aufgrund seines ständigen Kontaktes mit Nahrung, Wärme und Feuchtigkeit wohl der am meisten verkeimte Ort im ganzen Körper. Eine bestimmte Form der Herzmuskelentzündung wird auch von der Schulmedizin auf einen speziellen Keim aus dem Mundraum zurückgeführt. Jim Humble behauptet, dass es Hunderte von Krankheiten sind, die vom Mundraum und den Zähnen ausgehen. Aus diesem Grunde empfiehlt er vorbeugend 3 bis 4mal in der Woche eine MMS-Mundspülung.

Mit MMS:
Nehme dazu **8-10 aktivierte Tropfen MMS** und fülle nach der Aktivierung das Glas halb voll mit Wasser. Häufig reichen auch 6 aktivierte Tropfen!

Mit CDS/CDSplus:
Gebe mit einer Dosierpipette (Kunststoffspritze) ca. **2-3ml CDS bzw. CDSplus** in ein Glas mit Wasser

Nimm jeweils einen Schluck davon und gurgele und spüle damit den Mundraum insgesamt bis zu 3 Minuten durch. Lasse die Lösung dabei zwischen den Zähnen durch zischen. Du kannst auch Deine Zahnbürste ohne Zahnpasta nehmen und damit gleichzeitig Dein Zahnfleisch und Gaumen massieren. Mundgeruch und oberflächliche Keime werden damit schnell und gründlich beseitigt. Auch bei Zahnfleischentzündungen und -bluten wirkt es sehr zuverlässig. Liegt jedoch eine Entzündung tiefer im Zahnfleisch, im Kieferknochen oder gar in der Zahnwurzel vor, so kann MMS dort nicht wirken, weil es dort nicht hinkommt. Hierzu solltest Du einige Tropfen (oder genau so viele Tropfen wie MMS) des organischen Wirkverstärkers DMSO (Dimethylsulfoxid) zu der fertig aktivierten Lösung hinzu geben. DMSO bringt das MMS bis zu 2 cm tief ins Gewebe. Damit kann man auch Zahnwurzelentzündungen mit 3 bis 4 Spülungen pro Tag in 1 bis 2 Tagen erfolgreich behandeln. Wer sehr häufig Mundspülungen macht, sollte von MMS auf CDS /CDSplus wechseln, da zu viel Säure auf Dauer den Zahnschmelz angreifen kann.

1.8.2 Fuß- und Vollbäder

MMS eignet sich hervorragend als Zusatz für Fuß- und Vollbäder. Für ein Vollbad aktiviere **anfänglich 16 bei späteren Bädern steigerbar bis zu 60 aktivierte Tropfen MMS** (CDS/CDSplus wäre hier zu schade und zu teuer) und gebe diese in eine saubere nur mit Wasser gefüllte Badewanne - immer ohne weitere Seifen oder Badezusätze. Bade ca. 20 Minuten darin bei einer angenehmen aber möglichst niedrigen Temperatur. Beachte, dass bei zu viel Hitze das Gas Chlordioxid schon nach wenigen Minuten vollständig entweicht und nicht mehr wirken kann. Für Fußbäder nehme die entsprechend geringere Menge (10 bis 20 aktivierte Tropfen). Bei MMS-Bädern gelangt das Chlordioxid über die Haut in den Blutkreislauf und kann so helfen bei besonders empfindlichen Menschen die Verträglichkeit der oralen Einnahme von MMS schnell zu erhöhen.

1.8.3 Der MMS-Gas-Sack

Diese interessante MMS-Anwendung lernte ich bei Jim auf der Dominikanischen Republik kennen. Ziel ist es das Chlordioxid in das Blut und damit in den Körper zu bekommen und dabei den Magen-/Darmtrakt vollständig zu umgehen. Dies ist insbesondere für Menschen die MMS/CDS oral überhaupt nicht vertragen oder aufgrund des Krankheitsfortschrittes so nicht mehr einnehmen können. Besorge Dir eine große Plastiktüte, in die Du stehend bis zum Hals vollkommen verschwinden könntest. Zur Not klebe zwei große Tüten an ihrer Öffnungsseite mit einem Klebeband zusammen und schneide auf der einen Seite den Boden heraus. Du solltest es vermeiden in den nächsten Baumarkt zu gehen und dort einfach nach Plastiktüten zu fragen, wo ein ganzer Mensch hineinpasst. Dies könnte neben komischen Blicken auch dazu führen, dass Du als Bedrohung der Menschheit festgenommen werden könntest. Außer der Tüte benötigst Du noch eine mittelgroße Glas- oder Keramik-schale. Aktiviere 40-60 Tropfen MMS in dieser Schale und verwende kein

Wasser dazu. CDS und CDSplus funktionieren bei Begasungsprotokollen nicht. Stelle die Schale in die Mitte der aufgeschlagenen Tüte und steige nun entkleidet in die Tüte so ein, dass die Schale zwischen Deinen Beinen ist und nicht umgekippt werden kann. Ziehe nun die Tüte an den Rändern bis zu Deinem Hals hoch und verschließe die Öffnung mit Deinen Händen am unteren Hals. In dieser Position sollte nur noch Dein Kopf aus der so geschlossenen Tüte heraus schauen. Dies ist wichtig, weil das entstehende Gas an Deine Haut soll und nicht in Deine Lunge. Führe Diese Anwendung dennoch in gut belüfteten Räumen durch. Versuche so eingepackt ca. 10 bis 15 Minuten auszuhalten. Keine Sorge es tut nichts weh, das langweilige Stehen ist hier die eigentliche Belastung. Wer damit Probleme hat, kann auch einen Schemel in die Tüte stellen und sich drauf setzen. Anschließend steige aus der Tüte, gieße die Lösung mit viel Wasser in den Ausguss und lüfte das Zimmer. Du kannst auch danach duschen, obwohl sauberer und keimfreier kannst Du eigentlich nicht mehr werden. Der MMS-Gas-Sack gehört zu den intensivsten Anwendungen, die ich persönlich erlebt habe.

1.8.4 Augen-, Ohren- und Nasentropfen

Entzündungen im Auge (z.B. Bindehautentzündungen), in den Ohren (z.B. Mittelohrentzündungen) und in der Nase bzw. den Neben- und Stirnhöhlen können sehr einfach und effizient mit MMS behandelt werden. Zunächst einmal stellen wir uns eine verdünnte Grundlösung her, die wir für alle drei Anwendungen verwenden können.

mit MMS:
Gebe **2 aktivierte Tropfen MMS** in ein Glas oder Fläschchen mit ca. 150ml Wasser. MMS ist wegen seines Säuregehaltes hier aber nur im Notfall zu nehmen.

mit CDS/CDSplus:
Gebe **1-2 ml CDSplus** in ein Glas oder Fläschchen mit ca. 20ml Wasser. Also 1:10 oder mehr verdünnen.

Hier würde ich immer das pH-neutrale CDS/CDSplus bevorzugen, von dem keine Irritation der Haut bzw. der Schleimhäute ausgehen kann. Mit dieser verdünnten Chlordioxidlösung können die unten aufgeführten Behandlungen beginnen.

Augentropfen

Kopf zurücklehnen und das untere Augenlied mit einem Finger zu einer Tasche formen. Dann tropft man mit der Pipette **1 bis 2 Tropfen der oben verdünnten Lösung** in diese Tasche. Anschließend schließt man das Augenlied und bewegt das Auge hin- und her. Bei akuten Entzündungen kann dies stündlich bis zu 12 mal am Tag wiederholt werden, aber meistens ist man schon nach der dritten Anwendung erfolgreich. Das leichte Brennen gleich am Anfang scheint nicht vom MMS, sondern daher zu kommen, dass wir Wasser verwenden ohne den Salzgehalt der Augenflüssigkeit einzuhalten. Mit einer 0,9% isotonischen Salzlösung statt Wasser dürfte auch dies behoben sein. Dies sei der Vollständigkeit halber erwähnt, ist aber für die Behandlung einer Entzündung nicht zwingend notwendig. **Bitte niemals irgendeine MMS-Komponente alleine oder unverdünnt ins Auge tropfen!**

Ohrentropfen

Hierbei ist es wichtig, dass die **2 bis 4 Tropfen der oben verdünnten Grundlösung** bis zum Trommelfell gelangen, um auch eine Entzündung dahinter zu erreichen. Erst das eine Ohr behandeln und 1 bis 2 Minuten seitlich liegen bleiben, dann erst das andere Ohr behandeln, sonst läuft die Lösung zu schnell wieder aus dem Ohr. Bei akuten Entzündungen kann dies stündlich bis zu 12mal am Tag wiederholt werden. Einen guten Tipp gab mir **Dr. Andreas Kalcker**, wenn Menschen Probleme haben die Tropfen bis ans Trommelfell zu bekommen. Man aktiviert ca. 6 Tropfen klassisches MMS in einem Glas, dessen Öffnung das Ohr vollständig umschließen kann. Nun gibt man kein Wasser hinzu, sondern legt den Kopf seitlich so auf das aufrecht stehende Glas, dass das Ohr vom Glasrand vollkommen abgedichtet wird und bleibt in der Position ca. 1-2 Minuten. Das entstehende Chlordioxidgas kann so direkt ins Ohr ohne irgendeine Flüssigkeit. Die aktivierte Substanz bleibt immer im Glas und kommt niemals mit dem Ohr in Berührung. Dies ist dann eine sogenannte lokale Ohrbegasung, eine besondere Variante der lokalen Teilbegasung von Körperstellen mit dem Chlordioxidgas.

Nasentropfen
Bei der Behandlung von Stirn- und Nebenhöhlen kann man von dem pH-neutralen CDSplus deutlich mehr Tropfen verwenden als für die Augen und Ohren. Hierzu legt man sich so mit dem Kopf über die Sofakante hängend, so dass die Lösung in die rechte Stirn- bzw. Nebenhöhle fließen kann. Nach dem Tropfen bleibt man noch 1 bis 2 Minuten in dieser Lage und wendet sich dann der linken Seite zu. Alternativ gibt es auch Nasenspülsets in der Apotheke. Dort kann man dann statt Salzwasser Wasser mit 1 bis 2ml CDSplus einfüllen und damit durchspülen. Auch diese Anwendung kann bei Bedarf mehrmals am Tag durchgeführt werden. Auch hier scheint das mögliche leichte Brennen am Anfang mit dem fehlenden Salzgehalt des Wassers und nicht mit dem MMS/CDS zu tun zu haben. Bei MMS-Inhalationen vernebelt man diese Lösung in einer Pumpsprayflasche und atmet dann das Aerosol mit der Luft ein. Mit diesen **MMS-Aerosolbehandlungen** kann man Lungen- und Bronchieninfektionen schnell angehen.

1.8.5 Darm- und Scheideneinläufe

Einläufe gelten gemeinhin als unangenehm, haben aber eine sehr große Wirkung, da das Chlordioxid hier sehr schnell ins Blut aufgenommen wird. Insbesondere bei Menschen mit Problemen MMS oral einzunehmen oder wenn die Infektion auch im Darm oder der Scheide lokalisiert ist. In der Apotheke werden Einlaufsets aus Kunststoff angeboten mit Endstücken für Darm- und Scheideneinläufe. Am besten legt man sich im Badezimmer eine warme Decke auf den Boden und hängt den Wasserbehälter des Einlaufsets mit einem Haken ungefähr in Gürtelhöhe an den Heizkörper. Für die Einführung des Endstückes benötigt man dann noch etwas Vaseline. Das Wasser sollte immer Körpertemperatur haben, da jede Abweichung als unangenehm empfunden wird und man dann den Einlauf nicht so lange wie nötig im Körper halten kann. Bei Darmeinläufen sind 2 bis 3 Einläufe nur mit Wasser (und ggfs. 1TL Kochsalz) vorweg durchzuführen, um den Darm zu entleeren. Praktischer geht es mit den Reprop Clyster, bei dem man z.B. auch stehend einen Einlauf machen kann (siehe unten).

MMS:
Anfänglich **2 aktivierte Tropfen MMS später bis zu 12 aktivierte Tropfen** in den Wasserbehälter des Einlaufsets geben. Dr. Dietrich Klinghardt empfiehlt sogar **bis auf 20 aktivierte Tropfen pro Liter** zu steigern und hat dabei keine nennenswerten Nebenwirkungen auf die Darmtätigkeit festgestellt.

CDS/CDSplus:
Ich bevorzuge auch hier das pH-neutrale CDSplus und gebe anfänglich **1 ml später bis zu 4 ml CDSplus** in den Wasserbehälter des Einlaufsets. Auch hier sind laut Dr. Klinghardt und Dr. Andreas Kalcker sogar **bis zu 10 ml pro Liter** möglich.

Nun legt man sich auf den Rücken und führt vorsichtig das Endstück ein und öffnet langsam das Ventil. Wenn die gesamte Wassermenge in Darm/Scheide eingelaufen ist, hebt man das Becken etwas an und hält diese Position für 1 bis 2 Minuten. Bei Darmeinläufen kann man sich auch seitlich hin- und herlegen, damit alle Windungen erreicht werden. Man kann 2 bis 3 Einläufe pro Durchgang machen und 2 bis 3 Durchgänge am Tag. Anschließend entleert man Darm bzw. Scheide wieder.

Bezugsquellen:
- Reprop Clyster (besseres Einlauf-Set als in dt. Apotheken)
siehe auf www.mms-seminar.com unter "Bezugsquellen"

1.9 Die innerlichen MMS-Anwendungsprotokolle

Chlordioxidlösungen riechen sehr stark nach Chlor und schmecken sehr streng. Leider ist dies genau der Wirkstoff und wenn Geruch und Geschmack eliminiert werden, dann in der Regel auch die gewünschte Wirkung. Früher wurden Empfehlungen herausgegeben die Lösung mit Säften, Tees oder anderen Getränken zu mischen, um die Einnahme erträglicher zu machen. Davon ist man mittlerweile vollends wieder abgegangen, da die meisten Säfte doch eine abschwächende Wirkung auf die Chlordioxidlösung haben können. Alle aktuellen Protokolle zur innerlichen Einnahme werden daher nur mit Wasser verdünnt eingenommen. Dies ist die Hürde, die jeder selber überwinden muss, wenn er von den möglichen Wirkungen profitieren will. Mit CDS und CDSplus sind Geruch und Geschmack deutlich erträglicher geworden. Aber in erster Linie geht dies wohl auf den fehlenden Säuregehalt dieser Lösungen zurück. Beim Hantieren mit MMS ist immer auf eine gute Belüftung zu achten.

1.9.1 Das Protokoll MMS-1000/1000+

Das Protokoll-1000 zur oralen Einnahme reicht in über 90 % der Anwendungsfälle, egal ob zur einmaligen Grundreinigung des Körpers, zum Ausleiten von Schwermetallen, vorbeugend oder bei einer akuten mittleren bis schweren Infektion / Erkrankung aus. In den ersten MMS-Büchern wurden wenige aber hohe Einzeldosen pro Tag empfohlen. Nachdem man aber festgestellt hatte, dass das Chlordioxid meistens nicht mehr als 2 Stunden im Körper wirkt und dann zerfällt, hat man diese Empfehlungen überarbeitet. Die extrem hohen Dosen führten zu sehr vielen Unverträglichkeiten und vorzeitigen Abbrüchen der Eigenbehandlung. Mit dem modernen Protokoll-1000 werden deutlich geringere Einzeldosen dafür öfter am Tag eingenommen. So erreicht man, dass der Körper kontinuierlich mit Chlordioxid durchspült wird. Dies ist deutlich verträglicher und auch effizienter als die alten Protokolle. Ziel ist es ca. achtmal am Tag eine Einzeldosis von anfänglich 1 später 3 aktivierten Tropfen pro Tag einzunehmen. Aus praktischen Gründe, damit man z.B. nicht am Arbeitsplatz vor seinen erstaunten Kollegen stündlich seine „stinkende“

Mixtur aktiviert, wird die gesamte Tagesdosis am Morgen angemischt, in eine dicht verschließbare Glasflasche mit Wasser gefüllt und über den Tag ausgetrunken. Diese Kur sollte mindestens für 3-4 Wochen durchgehalten werden, bei akuten Erkrankungen auch länger.

MMS-1000-Protokoll
Fange z.B. mit 8 x 1 = 8 aktivierten Tropfen an. Nach der Aktivierungszeit von 45 Sekunden gebe ein bisschen Wasser dazu und fülle diese Mischung dann in eine verschließbare Glasflasche mit ca. 1 Liter Wasser. Jetzt versuche in ungefähr 8 Portionen über den Tag diese Flasche auszutrinken. Solange es dir gut bekommt, steigere täglich die Tropfenanzahl bis Du bei 3 x 8 = 24 aktivierten Tropfen angelangt bist und führe diese Prozedur zwischen 3-4 Wochen lang durch.

Bezugsquellen:
siehe auf www.mms-seminar.com unter "Bezugsquellen"
z.B. für Ikea-Glasflasche

Das MMS-1000+ Protokoll
Bei sehr schweren oder hartnäckigen Erkrankungen wird der obigen fertig aktivierten MMS-Mischung zum Schluss noch die selbe Anzahl von DMSO Tropfen hinzugegeben und dann oral getrunken. Das DMSO darf aber nur erst in die gerade zu trinkende Dosis gegeben werden und nicht gleich morgens mit in die vorbereitete Flasche für den Tag! Dies hat sich bei Herpes oder Candida Pilzen als sehr wirkungsvoll erwiesen.

Neben dieser Reinigungskur gibt es noch einige weitere Empfehlungen. Bis zu einem **Alter** von 60 Jahren sind vorbeugend bei Gesunden 2 Einzeldosen pro Woche mit 6 aktivierten Tropfen und ab 60 Jahren täglich 6 aktivierte Tropfen sinnvoll. Selbst bei **Schwangerschaften** (nach dem 3. Monat) ist laut Dr. Andreas Kalcker eine MMS-Anwendung bis max. 6 aktivierte Tropfen am Tag z.B. anstelle von Antibiotika möglich. Bei **Kindern und Jugendlichen** liegt die Maximaldosis bei 1 aktivierten Tropfen MMS pro 12 kg Körpergewicht pro Tag. Bei **Babys** sollte die bei Anfangsdosis max. 1/2 aktivierter Tropfen MMS sein. Wie stellt man halbe Tropfen her? Man aktiviert 1 Tropfen MMS mit 1 Tropfen Salzsäure und gibt ca. 150ml

Wasser hinzu. Nun verwendet man aber nur die Hälfte dieser Lösung und hat somit eine 1/2 Dosis. Diesen Trick muss man auch bei starken Verdünnungen für kleine **Tiere** anwenden.

1.9.2 Das Protokoll CDS-1000 / CDS-101

Da das CDS/CDSplus viel besser verträglich ist, kann hier die Dosierung etwas höher angesetzt werden. Fange hier mit 3ml an und steigere bis zu 10ml, die Du mit einer Dosierpipette (Kunststoffspritze) in 1 Liter Wasser gibst. Viele können schon gleich mit 5 oder 10ml ohne jegliche Nebenwirkungen anfangen. Auch diese Flasche wird über den Tag in ca. 8-14 Dosen ausgetrunken. Die Anwendungsdauer beträgt wie bei dem MMS-1000 Protokoll auch hier 3-4 Wochen. Bei lebensbedrohlichen Erkrankungen können auch bis zu einer Gesamtdosis von 50ml CDS am Tag gegeben werden

1.9.3.Das Protokoll CDS 115 (Dengue-Protokoll)

Dieses Protokoll wurde von Karl Wagner, Carla Perez und Dr. Damarys Reyes, einer Mikrobiologin, aus der weltweiten MMS-Familie speziell für Viruserkrankungen wie Dengue Fieber entwickelt. Man muss wissen, dass Malaria und Dengue von Mücken übertragen werden können. Bei Dengue ist ein Virus der Erreger und bei Malaria ist es ein Parasit. Während der Malariaparasit mit einer großen Schockdosis abgetötete wird, dauert es bei dem Virus einige Stunden kontinuierlicher Einnahme. Zum Glück macht dies für Chlordioxid keinen Unterschied, es tötet beide Erreger wirkungsvoll ab.

Beim Protokoll CDS 115 wird alle 15 min 1ml CDS/CDSplus mit 3.000 ppm in etwas Wasser gegeben und oral eingenommen. Bei schweren Verläufen kann man 1 Tropfen 4-5% Natriumchloritlösung (aus dem Set für klassisches MMS) pro ml CDS/CDSplus hinzugeben. Beim alten MMS-Dengue-Protokoll wurden zu Beginn einmalig eine Dosis von 6 und dann stündlich immer 3 aktivierte Tropfen eingenommen.

1.9.4 Das Protokoll 5/5-100 (Intensivprotokoll)

Als Steigerung gibt es dann das Intensivprotokoll 5/5-100 nach Dr. Andreas Kalcker. Bei diesem Protokoll kommt auch der Wirkverstärker DMSO (Dimethylsulfoxid) in 70%iger Konzentration zum Einsatz. Dazu ist ggfs. 99.9% DMSO im Verhältnis 7:3 mit Wasser zu verdünnen (7 Teile DMSO + 3 Teile Wasser). Zu Beginn nimmt man 5ml dieser so verdünnten 70% DMSO-Lösung mit 100 ml Wasser als Vorweg-Dosis oral ein. Anschließend gibt man 5ml CDS/CDSplus auch in ca. 100ml Wasser und trinkt diese Portion. Man wiederholt diese Kombination aus Vorweg-Dosis DMSO und Intensivdosis CDS/CDSplus ca. alle 1-2 Stunden und das bis zu 12mal am Tag. Wie bei allen Protokollen hier ist eine Reduzierung der Dosis bei Unwohlsein oder Übelkeit sinnvoll.

1.9.5 Das Protokoll 2000 (MMS1+MMS2)

Bei diesem Protokoll für akut lebensbedrohliche Erkrankungen werden abwechselnd MMS1-Tropfen und MMS2-Kapseln über den Tag eingenommen. MMS1 ist dabei unser bekanntes MMS-Set mit Chlordioxid als Wirkstoff. Das MMS2 basiert auf dem Ausgangsstoff Calciumhypochlorit, das durch Aktivieren mit Wasser zum Wirkstoff hypochlorige Säure umgewandelt wird. Calciumhypochlorit ist auch zur Trinkwasserentkeimung zugelassen und wird häufig als Poolreiniger verkauft. MMS2-Anwendungen wurden bereits gesondert ausführlich erklärt. Im Grunde führt man mit dem MMS1 ein normales MMS-1000 Protokoll durch, nur dass man statt jeder zweiten Einnahme der Chlordioxidlösung eine MMS2-Kapsel mit 2-3 großen Gläsern Wasser trinkt. Jim Humble schlägt bis zu 4 Kapseln am Tag mit jeweils bis zu 400mg Calciumhypochlorit vor. Dies sollte als absolute Obergrenze gesehen werden, Frau Dr. Antje Oswald empfiehlt hier deutlich geringere Füllmengen in den Kapseln. Das MMS2 und dieses Protokoll wurden für schwere bis lebensbedrohliche Erkrankungen wie Krebs entwickelt.

1.9.6 Das Protokoll 3000 (MMS1+DMSO äußerlich)

Das Protokoll 3000 empfiehlt Jim Humble für fast alle Hauterkrankungen wie Akne, Fußpilz und Ekzeme. Dieses Protokoll war ursprünglich auch für Menschen entwickelt worden, die eine orale Einnahme von MMS nicht durchführen konnten. Hier wird stündlich bis zu 10mal am Tag die Chlordioxidlösung (20 aktivierte Tropfen MMS auf 50ml Wasser) auf bestimmte Körperbereiche aufgetragen und anschließend wird eine ca. 70%ige DMSO-Lösung (7 Teile DMSO + 3 Teile Wasser) darüber aufgetragen. Dabei trägt man diese Kombination bei jeder Anwendung abwechselnd auf eine andere Körperpartie ein (auf den linken Arm, dann rechten Arm, dann linkes Bein, Bauch, Rücken und wieder von vorne). Das Chlordioxid gelangt so mit Hilfe des Wirkverstärkers DMSO in tiefes Gewebe bis zur Blutbahn und kommt dann überall im Körper bin. Danach sollte alle 3 Tage einen Tag Pause eingelegt werden. Das Protokoll ist u.a. auch deshalb nicht mehr so häufig im Einsatz, da es mit CDS und CDSplus verträgliche und pH-neutrale Lösungen gibt, die auch von empfindlicheren Menschen gut vertragen werden.

1.9.7 Das Protokoll 4000

Die einzelne Einnahme von MMS2-Kapseln mehrmals über den Tag wird auch manchmal als **Protokoll-4000** bezeichnet. Am besten stellt man die Kapseln mit dem Calciumhypochlorit selber. So kann man die Füllmenge bestimmen und langsam steigern bis zu ca. 400mg pro Kapsel. Dies wird an anderer Stelle ausführlich beschrieben.

1.9.8 Das Malaria Protokoll

Es gibt 5 bekannte Parasiten, die Malaria (auch Sumpffieber oder Wechselfieber genannt) auslösen können. Meistens werden sie durch einen Stich der Anopheles Mücke ausgelöst. Die meisten Erfahrungen bei der Behandlung von Malaria liegen mit dem klassischen MMS vor. Erwachsene bekommen 18 und Kinder 9 aktivierte Tropfen MMS in einer hohen Einmaldosis zu trinken. In sehr seltenen Fällen ist eine zweite gleich hohe Dosis erforderlich. Die Parasiten werden dabei mit einer hohen Schockdosis vollständig im Körper eliminiert. Diese hohe Einzeldosis ist für Gesunde viel zu hoch. Es muss also vorher möglichst sichergestellt sein, dass eine Malariainfektion vorliegt. Dazu kann man auch Blutschnelltests verwenden.

1.9.9 Claras 6+6 Protokoll (Stoßbehandlung)

Bei bestimmten nicht lebensbedrohlichen Infekten wie z.B. eine anziehende Erkältung ist das 6+6 Protokoll nach Clara die erste Wahl. Man nimmt zwei Dosen mit je 6 aktivierten MMS Tropfen in einem zeitlichen Anstand von 2-4 Stunden ein. Am besten funktioniert dies abends und vor dem Zubettgehen. So verschläft man praktischerweise auch eine mögliche Übelkeit. Bei diesem Protokoll wird die explosionsartige Vermehrung der Infektionskeime schnell und deutlich gestoppt und das Immunsystem gewinnt schnell wieder die Oberhand. Meistens bleibt am Morgen nichts mehr von der anziehenden Erkältung. Sollte dies nicht vollends ausgereicht haben kann man dieses Protokoll am nächste Tag mit 7 + 7 Tropfen wiederholen, aber bitte nicht länger. Anschließend muss man ggfs. noch auf die klassischen Protokolle MMS-1000 oder CDS-1000 umstellen.

1.9.10 CDI - Injektionen mit Chlordioxid IM/IV

CDI (Chlorine Dioxide Injection) ist für die intramuskuläre oder intravenöse Injektion einer Chlordioxidlösung gedacht. Dr. Andreas Kalcker bringt das Chlordioxidgas in verdünntes Meerwasser ein. Somit ist es pH-neutral und hat auch gleich den richtigen Salzgehalt wie das Blut. Außerdem scheint kalt und feinst gefiltertes Meerwasser eine sehr belebende und Heilprozesse beschleunigende Wirkung zu haben, wie auf dem Spirit of Health Kongress 2014 von Francisco Coll, Manager von Laboratories Quinton International Alicante, vorgetragen wurde. Für Säugetiere bis 80 kg Lebendgewicht empfiehlt 2-5ml CDI 3.000 ppm in 1:5 mit Meerwasser bzw. Kochsalzlösung für intravenöse oder auch intramuskuläre Anwendungen.

Dr. Hartmut Fischer hingegen aktiviert MMS-Tropfen in einer aufrecht stehenden Spritze (Nadel nach oben) und lässt so nur das

Chlordioxidgas in einen fertigen Infusionsbeutel mit 0,9% Kochsalzlösung ein gasen und erhält somit auch eine pH-neutrale und an den Salzgehalt des Menschen angepasste Chlordioxidlösung. Achtung diese somit gewonnene Lösung wird in der Regel nicht pur weiterverwendet. Sollte man für eine IV- oder IM-Gabe aus einer so bereits fertigen Chlordioxidlösung mit einer Spritze aufziehen wollen, empfiehlt Dr. Fischer das Vorschalten eines Nanofilters mit einer Porengröße von 245 nm. Damit werden pyrogene Stoffe (wie z.B. auch Staub- und Schwebeteilchen) ausgefiltert, die zu Fieber und anderen Irritationen des Körpers führen könnten. Der Spritzeninhalt wird dann in einen neuen Infusionsbeutel mit Kochsalzlösung eingespritzt. Diese verdünnte Lösung kann dann i.V. gegeben werden, bzw. von diesem Beutel kann dann eine Spritze für i.M. oder subkutan aufgezogen werden. Ich habe selbst eine solche CDI-Infusion i.V. ohne spürbare Nebenwirkungen erhalten.

ACHTUNG:
Infusionen mit Chlordioxidlösungen sind Ärzten, Heilpraktikern und anderweitig geschultem medizinischen Personal vorbehalten. Sie sollten immer unter Aufsicht erfolgen! Die genauen Einsatzbereiche und Vor- und Nachteile einer solchen Behandlung mit Chlordioxid am Menschen sind nicht hinreichend erforscht um belastbare Aussagen dazu machen zu können. Mir hat jedenfalls die CDS-Infusion (unter Aufsicht von Dr. Hartmut Fischer) nicht geschadet und den Kälbern bei Dr. Andreas Kalcker (Buch „CDS/MMS Heilung ist möglich“) auch nicht. Ganz im Gegenteil, der Züchter konnte immense Kosten für Impfungen und Antibiotika für seinen Tiere einsparen und hat mehr gesunde Tiere bis zur Schlachtreife aufziehen können.

1.10 MMS FAQs - Fragen und Antworten

Frage: Wie lange haltbar ist die Chlordioxidlösung und wie erkenne ich dies?
Das Chlordioxid ist als braungelbes Gas im Wasser gelöst. Die Lösung sieht in der Regel gelblich aus. Ist das Gefäß offen, dann entweicht das Gas recht schnell und zurück bleibt eine klare Lösung über. Je klarer also die Lösung desto weniger Chlordioxid ist noch enthalten und umso schwächer ist die Wirkung der Lösung. Man kann die Haltbarkeit durch Verschließen des Gefäßes und durch Kühlen (z.B. im Kühlschrank) verlängern. CDS ist in der Regel nicht solange haltbar wie CDSplus.

Frage: Ich habe die und die Krankheit bzw. das und das Symptom. Wie soll ich MMS/CDSplus dosieren bzw. einnehmen?
Entschuldige bitte, aber auf diese Frage kann, darf und will ich nicht antworten. Unsere Philosophie ist es jedem die Informationen zur Verfügung zu stellen, die sie/er braucht um für sich selber zu entscheiden und dann ggfs. in Eigenverantwortung eine Selbstbehandlung mit Chlordioxid durchzuführen oder eben auch nicht. Wir möchten hier niemandem etwas raten oder von etwas abraten und ganz sicher nicht die Entscheidung für jemanden übernehmen. Dies ist das alte Denken wie in der Schulmedizin: „Du Doktor entscheidest was, wann und wie viel ich wovon einnehmen muss. Ich bin nur das Opferlamm." Selbst Ärzte empfinden dieses System für sie meistens als überfordernd. Chlordioxid ist in oraler Form eingenommen sehr breitbandig wirksam und meist sehr gut verträglich. Einen bleibenden Schaden hat sich meines Wissens nach bisher niemand zugezogen. Die Protokolle MMS-1000 und CDS-1000 sind in über 90% der Anwendungsfälle von Vorbeugung über mittelschwere Entzündung bis chronische Erkrankung völlig ausreichend. Ggfs. kombiniert man sie mit äußerlichen Anwendungen wie Bädern und Einläufen. Bei lebensbedrohlichen Erkrankungen wie Krebs verwenden viele auch die 1000er oder 2000er-Protokolle, erhöhen aber häufig die CDSplus-Tagesdosen um das 3-5 fache. Alle anderen Einnahmeformen und Protokolle sind nur in sehr seltenen Fällen notwendig. Malaria z.B. ist eine der wenigen Infektionskrankheiten, wo wir mit der Einnahme einer einzigen hohen Dosis (18 aktivierte Tropfen für Erwachsene und 8 aktivierte Tropfen für Kinder) den Erreger innerhalb

von nur 4 Stunden eliminieren können. Diese Frage ist nicht eine Frage des Wissens, sondern der Verantwortung, nämlich der Eigenverantwortung!

Frage: Was ist mit meinen „guten“ Darmbakterien?
Wenn MMS alle Bakterien abtötet, dann muss es ja auch meine guten Darmbakterien angreifen. Dies ist der häufigste Einwand gegen eine orale Einnahme von MMS. Die verdichteten Erfahrungsberichte zeigen jedoch, dass MMS selbst bei längerer Dauereinnahme der guten Darmflora nicht schadet. Wir haben dafür keine wissenschaftlich gesicherten Erklärungen, aber einleuchtende und logische Erklärungsmodelle. Chlordioxid ist ein Oxidator. Wasserstoffperoxid und Ozon sind sehr starke Oxidatoren und können sowohl Körperzellen als auch gute Bakterien zerstören. Der nächste schwächere Oxidator ist Sauerstoff. Unsere Körperzellen und unsere guten Darmbakterien (1,45 Volt) sind in der Lage gegenüber dem starken Oxidator Sauerstoff ihre Elektronen festzuhalten. Sonst würde jeder Atemzug von uns viele tausend Zellen in unserem Körper abtöten. Chlordioxid ist ein viel schwächerer Oxidator. Wenn die Zellen also ihre Elektronen gegenüber einem starken Oxidator erfolgreich verteidigen können, dann können Sie es gegenüber dem schwächeren Chlordioxid (0,95 Volt) erst recht. Diese Kraft Elektronen festzuhalten, nennt man auch Redoxpotential. Interessanterweise haben die meisten pathogenen Keime (krankmachende Keime sind übrigens oft anaerob und benutzen kein Sauerstoff) ein niedrigeres Redoxpotential als Chlordioxid und werden deshalb vom MMS zuerst angegriffen. In den MMS Anwendungsprotokollen werden in der Regel nur Konzentrationen empfohlen, bei denen die gute Darmflora erhalten bleibt.

Fazit: Chlordioxid greift weder Körperzellen noch die „guten“ Bakterien an!

Frage: Kann ich beim MMS erst Wasser in das Glas geben und dann die NaClO2 und Aktivator Tropfen?
Nein, Wasser bremst die Reaktion sehr stark aus! Bitte genau die Reihenfolge nach der obigen Anleitung beachten!

Frage: Wie viel Wasser soll ich den für eine orale Portion von MMS/CDS nehmen?

Dies ist im Grunde egal. Sind 3 aktivierte Tropfen MMS oder z.B. 1ml CDS im Glas und man trinkt das Glas aus, hat man immer die selbe Menge an Chlordioxid eingenommen. Ist wenig Wasser im Glas z.B. 100ml, so schmeckt es stärker. Ist viel Wasser z.B. 250ml im Glas, so schmeckt es milder, aber man muss eben mehr Flüssigkeit trinken.

Frage: Wie ist das Mischungsverhältnis bei Zitronensäure 10% oder 50% oder Weinsäure oder oder oder?
Diese Frage wird nicht mehr beantwortet, da wir uns nur noch auf die am besten verträgliche 4-5% Salzsäure als Aktivator festgelegt haben. Hier ist das Verhältnis immer einfach 1:1.

Frage: Mit welchen Fruchtsäften, Kaffee oder Tee kann ich MMS/CDS einnehmen?
Mittlerweile wird nur noch die MMS-Einnahme mit reinem Trinkwasser empfohlen. Selbst in scheinbar reinen Fruchtsäften wird über E-Nummern und als Stabilisator gekennzeichnet künstliches (meist aus gentechnisch verändertem Mais gewonnenes) Vitamin C zugesetzt um die Haltbarkeit der Säfte drastisch zu erhöhen. Da Vitamin C und Chlordioxid sich in ihrer Wirkung aufheben, empfiehlt neuerdings Jim Humble und auch Dr. Klinghardt MMS/CDS nur noch mit Wasser einzunehmen.

Ein Tipp: Wem der Geschmack und Geruch von MMS dabei zu hart ist, soll sich bei der Einnahme die Nase zu halten oder auf das viel besser verträgliche und pH-neutrale CDSplus umsteigen.

Frage: Es gibt Anweisungen im Internet die Restsäure im aktivierten MMS mit Natron zu neutralisieren, soll ich das machen?
Nein, mittlerweile haben viele davon wieder Abstand genommen, da es die Wirkung von MMS zu beeinträchtigen vermag. Frau Dr. Oswald empfiehlt ja auch bei Überdosierung von MMS eine Natronlösung als Gegenmittel einzunehmen.

Frage: Wann soll ich MMS einnehmen und mit welchen Lebensmitteln lieber nicht?
Als MMS noch in wenigen und hohen Einzeldosen eingenommen

wurde, war diese Frage wichtig für eine bessere Verträglichkeit. Da beim MMS-1000 bzw. CDS-1000 Protokoll mittlerweile weitaus geringere Dosen und bis zu achtmal am Tag eingenommen werden, ist es nun relativ unwichtig, ob man es vor oder nach dem Essen einnimmt. Achtmal am Tag auf nüchternen Magen würde ja dann nur noch bei einer Fastenkur möglich sein. Ich betrachte meine CDS-Flasche einfach als ein Getränk. Ich mache mir auch nicht den Stress jegliche Nahrungsmittel zu überprüfen, ob sie die Wirkung von MMS einschränken können. Selbst wenn ich mal eine Ananas gegessen habe, dann war halt die Wirkung einer meiner acht Dosen am Tag etwas abgeschwächt. Dies spielt alles bei diesem auf 4-6 Wochen ausgelegtem Protokoll nicht die geringste Rolle. Also in diesem Falle einfach nicht zu viel denken!

Frage: Kann ich mitten im Protokoll-1000 auch mal eine Zeit lang aussetzen?

Ja, da dies ein Reinigungsprogramm ist, gefährdest Du nicht den ganzen Erfolg wie bei Antibiotika nur weil Du mal aus privaten oder beruflichen Gründen aussetzen musstest. Mache einfach weiter, wenn Du wieder kannst.

Frage: Sind Produkte in der Glasflasche besser als in Plastikflaschen?

Am Anfang der MMS Bewegung hatten manche Hersteller/Anbieter aus Unkenntnis Natriumchlorit und den Aktivator in PET-Flaschen (Polyethylenterephthalat) abgefüllt. Diese wurde mit der Zeit spröde und barsten. Ich kenne heute keinen Anbieter im deutschsprachigen Raum, der diesen Fehler macht. HDPE (High Density Polyethylen) ist ein für diese Produkte zugelassener Werkstoff und so bieten auch die meisten Hersteller ihre Produkte in HDPE-Flaschen an. HDPE-Flaschen haben den Vorteil dass sie sehr leicht und vor allem bruchsicher sind. Dies ist bei den Laugen und Säuren als Inhaltsstoff auch sehr sinnvoll und wichtig. Anbieter mit Glasflaschen erwecken häufig den Eindruck, diese Produkte seien irgendwie sauberer oder gesünder. Hierzu muss man wissen, dass Natriumchlorit- und Salzsäurelösungen in der lebensmitteltauglichen Qualität von der chemischen Industrie immer nur in HDPE-Kanistern oder HDPE-Fässern produziert, gelagert und geliefert werden. Nur durch das Abfüllen am Ende beim Anbieter in Glasflaschen wird die Qualität nun auch nicht besser. **Dr. Andreas Kalcker** warnte speziell vor DMSO-Angeboten, welche in einer Glasflaschen mit einer Glaspipette angeboten werden. Der Pömpel auf der Glaspipette ist aus Gummi oder Gummiersatzstoffen, die alle nicht für **DMSO** geeignet sind. Dieser Pömpel würde aufgelöst und die giftigen Bestandteile mit in Lösung gehen und bei einer äußerlichen Behandlung auch in die Haut eingebracht werden. Dies träfe auch auf einige **CDL** Angebote mit einer Glaspipette zu, die mit einem gummiartigen Pömpel versehen sind. Für die kurzzeitige Verabreichung von Augen-, Ohren- und Nasentropfen ist die Verwendung solcher Tropfer mit Pömpel völlig in Ordnung, nur sollte die Chlordioxidlösung nicht dauerhaft mit einem solchen Tropfer verschlossen aufbewahrt werden.

Frage: Warum wird dann für das Protokoll-1000 immer eine verschließbare Glasflasche empfohlen?
Die Anbieter von Chlordioxidprodukten kennen mittlerweile den Unterschied von PET und HDPE sehr gut. Diesen Unterschied kann aber nicht jeder Laie auf Anhieb erkennen und macht z.B. Fehler wenn er zu Hause irgendeine leere Getränkeflache aus Plastik verwenden möchte. Deshalb gehen wir auf Nummer sicher und empfehlen für die Tagesdosis des 1000er-Protokolls eine verschließbare Glasflasche wie z.B. die von IKEA ;-)

Frage: Wie sieht es mit der gleichzeitigen Einnahme von NEM oder Medikamenten und MMS/CDS aus?
Bisher sind uns außer der gegenseitigen Neutralisation von MMS bzw. Chlordioxid und Vitamin C / Natron keine Wechselwirkungen bekannt. Dr. Klinghardt empfiehlt morgens bis z.B. 18:00 Uhr das MMS-/CDS-1000 Protokoll und gibt nach 3-4 Stunden also ab 21-22:00 Uhr dann alle Nahrungsergänzungsmittel (NEM) und ggfs. notwendigen Medikamente. Da Chlordioxid meistens nur 1-2 Stunden im Körper wirkt bevor es in Kochsalz, Wasser und Sauerstoff zerfällt, sollte dieser zeitliche Abstand ausreichend sein um bisher unbekannte aber mögliche Wechselwirkungen zu vermeiden.

Frage: Kann ich MMS auch mit Amalgamfüllungen in den Zähnen bzw. eine künstliche Proteste aus Metall im Körper einnehmen?
Wahrscheinlich aufgrund der geringen Menge und kurzen Wirkdauer

sind uns bisher keinerlei Schäden an Zahnfüllungen, Brücken, Prothesen und Implantaten aus Metall im Körper gemeldet worden. Wenn dann würde MMS z.B. das frei werdende Quecksilber aus der Amalgamfüllung zu einem wasserlöslichen Metallsalz oxidieren, welches über Niere und Urin ausgeschieden werden kann. CDS bzw. CDSplus scheint da aber aufgrund des neutralen pH-Wertes noch unbedenklicher zu sein als MMS. Mir ist nur bekannt, dass man **mit vorhandenen Amalgamfüllungen KEINE Schwermetallausleitung** nach Dr. Mutter/Dr. Klinghardt machen darf. Hier können größere Mengen der Schwermetalle wie z.B. das Quecksilber freigesetzt werden und damit würde der Körper noch zusätzlich belastet werden.

Frage: Wieso habe ich sehr starke Übelkeit bzw. Erbrechen oder Durchfall schon bei der geringsten Einnahme von MMS/CDS?

Dies kommt mittlerweile eigentlich selten vor und kann verschieden Ursachen haben. Zum einen kann eine sehr seltene Chlorallergie vorliegen. Zum anderen kann der Körper sehr stark verkeimt sein und diese eine Dosis MMS/CDS hat sehr viel mehr Keime abgetötet als bei anderen Menschen. Dann löst diese hohe Konzentration an Bakterienmüll aufgrund der Überlastung von Nieren und Leber die Nebenwirkungen aus. Eine andere Ursache kann der Aktivator sein, wenn Du statt der empfohlenen Salzsäure die Zitronensäure, Weinsäure usw. verwendet hast. Manche Menschen sind sehr übersäuert und reagieren auch sehr heftig auf die Restsäure im MMS, hier sollte man lieber auf das pH-neutrale CDSplus umsteigen. Als letzte Möglichkeit kann es sein, dass Du einen Parasitenbefall hast. Parasiten reagieren sehr heftig auf Chlordioxid, fangen an sich massiv zu vermehren und schütten panikartig ihren Darminhalt in unseren Körper aus. Diese Ausscheidungsprodukte der Parasiten wie Ammonium, Formaldehyd, Histamin, Manilin sind Neurotoxine für unser Immunsystem und können somit die heftigen Nebenwirkungen auslösen. Hier wäre eine Parasitenkur z.B. die nach Dr. Andreas Kalcker (siehe Buch „Back2Balance“) angezeigt.

2. MMS-Erfolge beim Menschen

Es liegen sehr viele Erfahrungs- und Erfolgsberichte z.B. zu Schnupfen, Grippe, EHEC, Schweinegrippe, Vogelgrippe, AIDS, Hepatitis, Herpes, Tuberkulose, Blutvergiftung (Sepsis), Lebensmittelvergiftung, Wundstarrkrampf, ansteckenden Kinderkrankheiten, Fußpilz, Darmpilze, Diabetes, offenes Bein, Krebs, Haarzellen-Leukämie, Entzündungen im Mundraum, dem Hals und vor allem den Zähnen vor. Mittlerweile liegen weltweit derart viele Berichte vor, die leider bisher von niemandem systematisch gesammelt und ausgewertet werden. Da zeigen sich manchmal auch die Grenzen einer privaten Gesundheitsbewegung. Mir selbst wurden auch wiederholbare Erfolge bei mehreren labortechnisch bestätigten Malaria-Infektionen von einer Mitarbeiterin von Hilfsprojekten in Afrika gemeldet. Außerdem habe ich von einem Workshop Teilnehmer seinen sehr gut dokumentierten Fall der vollständigen Heilung einer lebensbedrohlichen Haarzellen-Leukämie. Selbst bei Krankheiten wie das zur Zeit in der Karibik grassierende Chickungunya-Fieber, wo die Schulmedizin bisher kein Heilmittel hat, kommen ermutigende Erfolgsmeldungen.

2.1 MMS und Krebs

Für die Schulmedizin entsteht Krebs durch familiäre Disposition (genetisch) und durch Risikofaktoren in der Lebensweise wie z.B. Essen, Trinken, Sport, Alkohol, Nikotin und neuerdings auch Stress. Außer diesen recht allgemeinen und nichts sagenden statistischen Aussagen, konnte die Schulmedizin bis heute kein durchgängiges, detailliertes und logisches Entstehungsmodell für Krebs vorlegen. Ich frage mich: Wenn man die Entstehung eines Problems nicht kennt, wie will man dann eine sinnvolle Behandlungstherapie entwickeln? Lange vor der MMS-Bewegung gab es aber schon viele plausible Theorien über die Entstehung von Krebs im Bereich der Alternativmedizin. Vor fast zweihundert Jahren postulierte Louis Pasteur das Modell von dem gesunden keimfreien Körper und den bösen Keimen von außen, die eindrangen und den Menschen krank machen konnten. Demgegenüber meinte sein damaliger Widersacher Pierre Jacques Antoine Bechamp viel zutreffender, dass Mikroben überall seien und das Leben erst ermöglichen und ausmachen würden. Erst ein bestimmtes Milieu würde bestimmte Keime zu einer starken Vermehrung treiben. Am Sterbebett gab Pasteur seinem Widersacher recht mit dem Satz „Die Mikrobe ist nichts, das Milieu ist alles". Statt mit Antibiotika die Keime zu bekämpfen (was bekanntlich nur zu Antibiotikaresistenzen führt), könne man mit einer Milieuregulierung die Grundlage schaffen, dass diese Keime erst gar nicht entstehen oder sich vermehren. Mit dem Milieu sind die Eigenschaften des Umfeldes (z.B: Zwischenzellwasser) wie z.B. Temperatur und pH-Wert usw. gemeint. Diese Gedanken wurden später von einigen Forschern weiter entwickelt. Prof. Dr. Günther Enderlein entdeckte u.a. auch durch die selbst entwickelte Dunkelfeldmikroskopie, pleomorphe (gestaltwandlerische) Keime im Blut, die abhängig vom Milieu aus einer Körperzelle ein Bakterium bis hinzu einem Pilz und wieder zurück entwickeln konnten. Der Heilpraktiker Ekkehard Sirian Scheller entdeckte, dass es auch getarnte Pilze und Parasiten im Blut gab. Bei vielen Krebsarten schienen diese auch ursächlich an der Entstehung zu sein. Der Krebsarzt Dr. Tulio Simoncini stellte schon vor längerem bei vielen Krebsarten tatsächlich fest, dass im Kern des Tumors Candida Albicans Pilze zu finden waren und behandelte diese erfolgreich mit einer pilzabtötenden 25% Natriumbikarbonatlösung. Aufgrund eines gestörten Milieus entstehen zu viele Pilze. Der Körper kann diese weder ausreichend eliminieren noch verdauen noch mit seinen Entgiftungsorganen Leber, Niere, Lunge, Darm und Haut ausscheiden. Also entschließt sich der Körper zu einem genialen lebensverlängernden Schachzug: Er kapselt die Pilze ein. So können beide Mensch und Pilze nebeneinander länger leben ohne sich zu gefährden. Diese intelligente Lösung des Körpers, die Einkapselung, wird dann von der Schulmedizin als entarteter Tumor bezeichnet und aggressiv angegangen. Interessanterweise haben viele Chirurgen festgestellt, dass ein Tumor erst dann streut, wenn man an ihm herumschneidet. Laut Schulmedizin lösen sich Krebszellen aus ihrem dreidimensionalen Mauerwerk, wandern durch den Körper und bilden irgendwo neue Metastasen. Viele Forscher geben zu diese wandernden Krebszellen niemals gesehen zu haben. Wenn man aber im Labor in einer Petrischale eine Pilzkultur hat und verreibt diese, dann entstehen überall neue Pilzkolonien. Es ist also viel wahrscheinlicher, dass diese „ausgebrochenen“ Pilze neue Kolonien bilden, die wiederum vom Körper eingekapselt zu neuen „Metastasen“ werden.

Die vielen MMS-Erfolgsmeldungen bei verschiedenen Krebsarten und -stadien lassen darauf schließen, dass Prof. Enderlein und Dr. Simoncini Recht hatten. Denn MMS tötet auch zuverlässig Pilze im Körper ab. Dann ist auch erklärlich warum ein Tumor (die eingekapselten Pilze) bei MMS-Anwendung schrumpft. MMS scheint aber gerade bei vielen Krebsarten auf mehrfache Weise zu einer deutlichen Verbesserung zu führen. Zum Einen muss man wissen, dass Krebskranke in der Regel selten am Krebs direkt sterben. Sie sterben meist an Leber- oder Nierenversagen, da diese Entgiftungsorgane die Zellgifte der Nebeninfekte nicht mehr entsorgen können und das Milieu des Körpers vollends kippt. Außerdem haben Menschen, die eine Chemotherapie bekommen haben ein komplett zerstörtes Immunsystem, so dass sich im Körper viele derartigen Nebeninfekte bilden, welche giftige Zelltoxine als Ausscheidungsprodukte produzieren. Diese lassen den Kranken sich noch kranker und schwächer fühlen. MMS beseitigt schnell diese Nebeninfekte und oxidiert und eliminiert damit viele der Abfallstoffe und Zellgifte. Darüber hinaus sind wir oxidative Wesen, da wir Sauerstoff atmen und damit Zucker verbrennen. Der Energiehaushalt bei chronisch Kranken insbesondere Krebskranken fährt aber auf einem sehr niedrigen Niveau. MMS aktiviert die Mitochondrien, die Kraftwerke in den Zellen, so dass die oxidativen Prozesse wieder in Gang kommen und der Mensch wieder mehr Energie zur Verfügung hat. In Krebszellen sind die Mitochondrien abgeschaltet, die Zellen gewinnen ihre Energie durch alkoholische Gärung und produzieren noch mehr eine Krebswachstum begünstigende Übersäuerung des umliegenden Gewebes. Die Mitochondrien Aktivierung durch MMS scheint bei den Krebszellen selbst jedoch zu einem programmierten Zelltod (Apoptose) zu führen. Ein Effekt, der auch beim Verwandten von Chlordioxid dem Dichloracetat (DCA) in Versuchen festgestellt wurde. Dieser Mechanismus der Selbstzerstörung ist zwar von der Natur in jeder Zelle eingebaut, damit entartete Zellen sich selbst abtöten, aber bei Krebszellen eben blockiert. Alle modernen Ansätze für neue Krebstherapien versuchen gerade gezielt diese Apoptose herbeizuführen ohne die gesunden Zellen zu beschädigen. MMS scheint diese Aufgabe mit seinem frei werdenden aktiven Sauerstoff nebenbei mit zu erledigen. Viele benutzen MMS bei Krebs auch parallel zu ihren schulmedizinischen Medikamenten, dann aber mit einem zeitlichen Abstand von 2-4 Stunden.

Diese mehrfachen Wirkungen von MMS scheinen der Grund zu sein, warum viele chronisch Schwerkranke und Krebspatienten schon nach den ersten Tagen einer Eigenbehandlung klar im Geist und wieder voller Energie und Kampfgeist sind. Natürlich ist in drei Tagen nicht der Krebs verschwunden, aber die vielen schwächenden Nebeninfekte mit ihren Giftstoffen sind neutralisiert und damit Leber und Niere entlastet. Außerdem ist viel mehr Sauerstoff und damit viel mehr Energie im Körper. **MMS verschafft somit kurzfristig mehr Lebensqualität und Lebenszeit**. Wie lange dann mit MMS und ggfs. MMS2 im Wechsel die Anwendungen dauern sollten um den Krebs zu besiegen, hängt vom natürlich immer vom Einzelfall ab. Außerdem sollten immer weitere begleitende Maßnahmen auf körperlicher aber vor allem auch auf geistig-seelischer Ebene mit in die Therapie eingebaut werden. Sehr oft ist ein geistig-seelischer Konflikt oder ein Trauma der eigentliche Auslöser der Krankheit. Mit MMS kann man möglicherweise einen Tumor zum Verschwinden bringen, gilt man dann aber als geheilt? Viele Menschen waren schulmedizinisch oder alternativ bereits vollkommen gesund therapiert und hatten dann häufig wieder nach 1-2 Jahren Rückfälle, sogenannte Rezidive. Dies kommt meistens dann vor, wenn man nur den Körper behandelt hat und eben die ursächlichen Probleme nach wie vor bestehen und wieder die Entstehung der Krankheit begünstigen. In meinem zweiten Buch „Back2Balance" möchte ich auf detailliert auf eine von mir zusammengestellte ganzheitliche Krebstherapie eingehen. Im dritten Buch „Back2Health" geht es dann um geistig-seelische Techniken und wie man mit ihnen die ursächlichen Altlasten finden und aufzulösen kann. Zum Glück gibt es in diesem Bereich immer mehr Techniken, die mittlerweile in sehr kurzer Zeit drastische Erfolge erzielen können.

Bei Krebs gibt es noch einige aktuelle Erkenntnisse zu beachten. Zum einen sagt nach dem Entwickler des PSA-Testes, dieser nichts über einen Zusammenhang mit Krebs aus. Die Schulmedizin hat aber genau diesen Test genommen, um zu entscheiden, ob ein Prostatakrebs behandlungsbedürftig ist oder nicht. Tausende sind in den vergangenen Jahren vollkommen unnötig verängstigt und behandelt worden. Ähnlich hoch scheinen auch die Fehldiagnosen und damit die unnötigen Behandlungen von Brustkrebs gewesen zu sein. Hier scheint „Vorsorge" eher ein Marketinginstrument gewesen zu sein um teure Apparate wirtschaftlich besser auszulasten. Meiner Erfahrung nach ist aber der wichtigste Schritt zur Genesung bei Krebs aus der Illusion der Angst heraus zu kommen. Angst bringt einen aus seiner Mitte und dem Gleichgewicht und damit aus seiner Kraft. Außerdem führen wiederholte negative Gedanken aufgrund der Kraft der Gedanken auch zu selbsterfüllenden Prophezeiungen mit negativem Ausgang.

Fakten:
- Wikipedia-Eintrag zu Prof. Dr. Günther Enderlein
- Buch "Der verkannte Freund oder der ... " Maria-M. Bleker
- Buch „Candidalismus" Ekkehard Sirian und Sabine Scheller
- Buch "Cancer is a fungus" Dr. Tulio Simoncini
- Das PSA-Prostatakrebs-Screening ist ein gefährlicher Schwindel
- Artikel „Millionen wurden fälschlich wegen »Krebs« behandelt"

2.2 MMS und Alzheimer, Parkinson und Demenz

Nach den neusten Erkenntnissen, insbesondere vom weltberühmten Alternativmediziner Dr. Klinghardt, aber auch vom bekannten Heilpraktiker Uwe Karstädt, muss man gar nicht solange nach ominösen neuen Entstehungsmodellen für diese epidemieartig verbreitenden Krankheiten suchen. Hier liegen mit hoher Wahrscheinlichkeit ganz einfach Vergiftungen mit Schwermetallen, Aluminium, Glyphosat (Insektizid) und anderen Umweltgiften vor. Da mittlerweile unsere Nahrung und Umwelt noch stärker mit diesen Giften verseucht ist, werden die Kranken auch immer jünger, denn das Fass ist buchstäblich dann schneller voll. Das Erstgeborene erhält dabei automatisch ungefähr die Hälfte der Schwermetallbelastung der Mutter. Quecksilber lagert sich z.B. in Nerven- und Gehirnzellen an und zerstört deren isolierend ummantelnde Fettschicht. Dadurch feuern diese Nerven gar nicht mehr oder völlig unkoordiniert. MMS hat eine oxidierende Wirkung auf Schwermetalle und kann diese in wasserlösliche und damit über die Niere ausscheidbare Salze verwandeln. Für eine Schwermetallausleitung gibt es aber besser Mittel und Methoden, die im zweiten Buch „Back2Balance“ erläutert werden.

Fakten:
- Buch "Entgiften statt Vergiften" Uwe Karstädt
- Buch "Das Gift in unserem Gehirn" Dr. med. Dietrich Klinghardt

2.3 MMS bei psychischen Störungen Burn-Out und Depressionen

Als die sogenannten Trümmerfrauen nach dem zweiten Weltkrieg nach Hause kamen, war das Haus häufig weggebombt, der Mann gefallen und der Sohn vermisst. Zu all diesem seelischen Leid gab es auch noch nichts zu Essen. Dennoch hatten nur wenige dieser Frauen psychische Störungen. Der Mensch kann von Natur aus schon eine ganze Menge aushalten. Heute braucht man viele Zeitgenossen nur etwas scharf anzuschauen und sie haben gleich „Burn-out“, Depressionen oder andere psychischen Probleme. Dies ist nicht unbedingt darauf zurück zuführen, dass heutige Menschen weniger belastbar wären, sie sind nur vergiftet. Insbesondere wenn neben einer Schwermetallvergiftung auch der Darm z.B. durch eine Dysbalance oder Leaky-Gut-Syndrom geschädigt ist. Ich habe am eigenen Körper festgestellt, dass in Zeiten eines stark geschädigten und damit empfindlichen Darmes, auch meine Psyche sehr dünnhäutig und empfindsam war. Mit der Verbesserung der Situation im Darm erstarkte auch meine Psyche wieder. Außerdem sollte in diesem Bereich auch immer mit einer parasitären Belastung gerechnet werden. Auch hier sind mir Fälle berichtet worden, wo nach einer MMS/CDS-1000 Kur kleinste Parasiten den Körper verließen und dann eine deutliche Verbesserung eintrat. Auch hier sollte aber MMS/CDS nur in Zusammenhang mit einer Schwermetallausleitung und einem Aufbau der Darmflora eingesetzt werden. Auch bei bipolaren Störungen scheint MMS eine deutlich verbessernde Wirkung zu haben.

Fakten:
- DVD, Die Akte Aluminium
- Buch "Entgiften statt Vergiften" Uwe Karstädt
- Buch "Das Gift in unserem Gehirn" Dr. med. Dietrich Klinghardt

2.4 MMS und Autismus

Als bei Kerri Riveras Sohn Autismus diagnostiziert wurde, wollte sie es nicht wahr haben. Sie arbeitete sich sehr intensiv in dieses Thema hinein und gründete eine Selbsthilfegruppe. Mit den Jahren verfeinerte sie dort ihre Diäten und bekam in der Gruppe zwei Kinder nahezu symptomfrei. Da dies nach den bisherigen Erklärungen der Schulmedizin zur Entstehung von Autismus gar nicht möglich sein sollte, fühlte sie sich bestärkt auf ihrem Weg. Dann traf sie Jim Humble und Dr. Andreas Kalcker in der MMS-Gruppe. Zunächst fand man heraus, dass die meisten Eltern die autistischen Züge immer erst nach den Impfungen der Kinder bemerkten. Hier war augenscheinlich ein Zusammenhang (siehe auch dazu Kapitel „Gefährliche Impfungen"). Aber erst bei Zwillingen, von denen nur eines nach den Impfungen an Autismus erkrankte, konnte Dr. Andreas Kalcker den zweiten Auslöser, eine parasitäre Vorbelastung entdecken. Eine spezielle Parasitenkur mit schulmedizinischen Mitteln kombiniert mit alternativen Parasitenmitteln und täglichen MMS/CDS-Einläufen brachte dann den Durchbruch. Diese Parasitenkur wird ausführlicher im zweiten Buch „Back2Balance" behandelt. Mit dieser Reinigung der Kinder sank auch deren ATAC-Wert, eine Messangabe für den Grad des Autismus. Mittlerweile sind weltweit über 150 Kinder vom Autismus befreit und können ganz normal wieder bzw. erstmals zur Schule gehen und die Liebe ihrer Eltern erwidern. Weder die Medikamentenkur noch die alternativen Mittel noch die Darmeinläufe mit Chlordioxidlösung sind nach meinen eigenen Erfahrungen in irgendeiner Weise schmerzhaft oder schädlich. Statt diesen sensationellen Durchbruch zu feiern, scheint den Medienvertretern nichts anderes einzufallen als an den Haaren herbeigezogene Horrorszenarien zu entwerfen und den Eltern gar Kindesmisshandlungen vorzuwerfen.

Dabei wurden z.B. in Amerika und in Italien in mehreren Verfahren Schadenersatzklagen erfolgreich gegen Impfhersteller geführt und ein Zusammenhang von Autismus und Impfungen von der amerikanischen Zulassungsbehörde FDA auch zugegeben.

Fakten:
- Buch „Autismus heilen Teil1" Kerri Rivera
- Buch „Autismus heilen Teil2" Kerri Rivera

- Buch "Heilung ist möglich" Dr. Andreas Kalcker
- Buch "Entgiften statt Vergiften" Uwe Karstädt

Vorträge auf dem Spirit of Health 2014 Kongress in Hannover
- „Autismus, Umweltbelastungen & Entgiftung" Dr. Dietrich Klinghardt
- „Chlordioxid, Impfungen & Autismus" Dr. Andreas Kalcker
- „Autismus heilen" Kerri Rivera

2.5 MMS und Übergewicht / Jo-Jo-Effekt

Beim Thema Übergewicht denken viele in erster Linie an charakterliche Schwäche nicht Maßhalten zu können mit dem was man isst und wie viel man isst. Dies mag zu einem gewissen Teil auch zu treffen. Es gibt aber auch ein anderes sehr interessantes Erklärungsmodell, warum manche Menschen ein solches Verhalten „dick" zu werden bzw. trotz aller Diäten mit dem Jo-Jo-Effekt zu tun haben und eher noch zunehmen. Dieses Modell geht von einer Schwermetallvergiftung aus. Gegen Schwermetalle hat unser Körper keine Verdauungsenzyme und auch die Entgiftungsorgane Leber, Niere, Lunge, Darm und Haut können diese nicht oder nicht im ausreichenden Maße entsorgen. Nun hat der Körper ein Problem, da die hohe Schwermetallkonzentration im Blut und Gewebe nahezu jede biochemische Reaktion stört und damit lebensbedrohlich ist. Wenn der Körper also diese für ihn giftigen Stoffe nicht ausscheiden oder neutralisieren kann, bleibt nur noch die Strategie der sicheren Einlagerung. Also bildet der Körper unter der Haut, soweit weg von Herz und Gehirn wie möglich, Fettzellen und lagert darin die Schwermetalle ein. Das Fett lagert sich um die Schwermetalle und deaktiviert weitestgehend deren schädliche Wirkung. Das Problem wäre jetzt erst einmal gelöst, wenn da nicht der Mensch und der Spiegel bzw. die Waage wären. Der Mensch hält sich für zu dick und beginnt mit Fastenkuren und sportlicher Aktivität. Ein Mensch ohne Schwermetallvergiftung kann mit Diät und Sport sehr schnell deutlich das Körpergewicht reduzieren und dieses nach einer Diät auch problemlos halten. Ein mit Schwermetallen Vergifteter wird dagegen lange Zeit keine Effekt bei der Diät feststellen. Erst wenn er die Diät noch verschärft und noch extremer Sport treibt, werden sich die ersten Erfolge einstellen, denn der Köper möchte die unliebsamen Fettzellen nicht auflösen und die Schwermetalle wieder in das Blut freigeben. Entweder gibt also der Vergiftete vorzeitig das Fasten auf und lebt mit dem Übergewicht oder intensiviert seine Maßnahmen. Hat er dann deutlich an Gewicht verloren und beendet die entbehrungsreiche Diät, kommen ganz schnell die Pfunde wieder. Dabei spielt es gar keine Rolle, ob man danach charakterstark oder -schwach war. Der Körper will unbedingt die Fettzellen wieder anlegen, um die Schwermetalle wieder sicher zu deponieren. Hier hilft nur eine Schwermetallausleitung. MMS kann bei längerer Einnahme auch Schwermetalle oxidieren und damit über den Urin ausscheidbar machen, aber es gibt dafür auch andere effektivere Methoden. Diese werde im zweiten Buch „Back2Balance“ über Maß-nahmen zur Reinigung auf körperlicher Ebene ausführlich darlegt.

Fakten:
- Buch "Entgiften statt Vergiften" Uwe Karstädt

2.6 MMS und Diabetes

Auch bei der Heilung von Diabetes Mellitus sind zahlreiche Erfolgsfälle sehr gut dokumentiert. Es liegt aber nicht daran, dass MMS etwas speziell gegen diese Krankheit ausrichten kann. MMS reinigt nur den Körper bzw. die Körperflüssigkeiten von krankmachenden Keimen. Wenn dies dazu führt, dass auch der Diabetes Mellitus geheilt wird, dann waren höchstwahrscheinlich Keime und eine Entzündung der Bauchspeicheldrüse (Pankreas) dafür verantwortlich. Sind die Keime und damit die Entzündung beseitigt, so wird in der Regel auch wieder genügend Insulin produziert und die äußerliche Zugabe von Insulin kann mehr und mehr entfallen. Wer eine der vielen internationalen Fallstudien sehen möchte, sollte einmal in Youtube.com nach „MMS und Diabetes“ suchen.

Fakten:
- Youtube Testimonial Heilung von Diabetes

2.7 MMS und Malaria

Ende 2012 wurde in einer Rote-Kreuz-Station in Uganda eine Malaria-Studie gleich von drei unabhängigen internationalen Kamerateams dokumentiert. Es wurden innerhalb von vier Tagen 781 Menschen untersucht, von denen 154 mit Malaria infiziert waren. Die Infektion wurde zunächst mit einem herkömmlichen Malaria-Schnelltest ermittelt und dann jeder positive Verdachtsfall durch Blutuntersuchungen unter dem Mikroskop eindeutig bestätigt. Manche hatten sogar eine Doppel-Infektion mit zwei der insgesamt fünf möglichen Malariaerreger. Alle Erwachsenen bekamen eine Einmaldosis mit 18 aktivierten Tropfen und alle Kinder mit 9 aktivierten Tropfen MMS zu trinken. Nach 24 Stunden waren von den 154 nachweislich Malariakranken nur noch 11 malaria-positiv getestet worden. Alle anderen waren beschwerde- und symptomfrei. Die 11 weiterhin Infizierten gaben an nicht alles getrunken zu haben bzw. kurz nach der Einnahme erbrochen zu haben. Sie bekamen unter Aufsicht eine zweite Dosis in gleicher Höhe und waren alle am nächsten Tag auch malariafrei. Diese gut dokumentierte Malaria-Studie wurde jedoch in einem TV-Beitrag in Frage gestellt. Es wurde behauptet es gäbe keinen Beweis, dass MMS innerhalb 24 Stunden Malaria geheilt hätte, da kein Arzt anwesend gewesen sei dies zu bestätigen. Diese Behauptung kann durch Unterschriften, Fotos und vorliegende Dokumente vollkommen widerlegt werden. Andererseits gab man im TV-Beitrag aber zu, dass nach der Einnahme von MMS alle Malariakranken tatsächlich „symptomfrei" gewesen seien. Wie soll das geschehen sein? Die Schulmedizin bekommt bis heute Malariakranke in dieser kurzen Zeit nicht symptomfrei.

Fakten:
- Malaria-Studie 2012 Uganda

2.8 MMS und Grippe

Die Grippe stellt hier einen Sonderfall dar. Ich habe Jim Humble persönlich dazu befragt, warum bei vielen MMS bzw. CDS zu einer schnellen Ausheilung der Grippe führen kann, bei anderen jedoch kaum etwas verbessert. Jim erläuterte, dass es zwei verschiedene Ursachen für eine Grippe geben kann. Die eine Ursache sind tatsächliche Keime und da könne MMS helfen diese Infektion schnell zu besiegen. Die andere Ursache habe häufig damit zu tun, dass man sich körperlich und geistig für eine viel zu lange Zeit überanstrengt und dem Körper keine Erholungsphasen gegönnt hat. Auch diese Grippe fühlt sich von den Symptomen her ähnlich an, aber der Körper würde in diesem Falle darauf bestehen sich die notwendigen Ruhepausen zu holen. Da bleibt wirklich nur die Bettruhe. Tatsächlich hatte ich später dann selber einen solchen Fall. Ich nahm bei den ersten Grippeanzeichen das Clara 6+6 Protokoll abends vor dem Zubettgehen. Schon viele Male hatte ich damit eine anziehende Grippe einfach stoppen können. Dieses Mal jedoch blieben die Kopf- und Gliederschmerzen und auch die Nase lief weiter.

2.9 Gefährliche Impfungen

Die dramatische Zunahme von bisher nicht so verbreiteten Krankheiten wie plötzlicher Kindstod, ADHS, Autismus, Neurodermitis, Allergien und Unverträglichkeiten deuten immer klarer auf einen direkten Zusammenhang mit den Mehrfachimpfungen hin. Dies muss man sich einmal näher anschauen. Der Theorie nach wird ein Mensch mit Teilen der abgetöteten Viren geimpft, entwickelt eine Immunreaktion ohne krank zu werden und ist dann gegen eine spätere echte Infektion geschützt. Anscheinend hat das überhaupt nicht funktioniert, denn mittlerweile ist man stillschweigend häufig zu „Lebendimpfungen" übergegangen, d.h. man bekommt heutzutage in Hühnereier herausgezüchtete Viren lebendig gespritzt. Auch das scheint nicht so recht funktioniert zu haben, denn jetzt mussten da noch sogenannte Wirkverstärker mit in die Impfungen gegeben werden, um überhaupt eine Reaktion des Körpers zu provozieren. Diese Wirkverstärker bestehen aber aus allergieauslösenden Aluminium- und Quecksilberverbindungen und werden in Konzentrationen verwendet, die für Babys und Kinder um das 200-fache höher liegen als die Grenzwerte für Erwachsene für diese Stoffe sind. Auch das scheint immer noch keine ausreichende Wirkung zu haben und deshalb werden bis zu drei Impfungen mit dem gleichen Wirkstoff durchgeführt. Die damit verbundenen Folgen insbesondere für einen heranwachsenden Körper sind eigentlich absehbar und werden dennoch vollends geleugnet. Da MMS / Chlordioxid in der Lage ist alle bekannten Viren sicher abzutöten, ist der Sinn von Impfungen damit völlig in Frage gestellt. Müssen trotz statistisch geringer Wahrscheinlichkeit alle gesunden Kinder gegen alle bekannten Erreger krank geimpft werden? Oder reicht es wenn nur die wenigen Erkrankten mit MMS behandelt werden?

Kritische Fragen zum Impfen:

Wieso werden Impfgegner bzw. Impfverweigerer ausgegrenzt und als gefährlich eingestuft? Wenn die Impfungen tatsächlich funktionieren, wie können dann Nichtgeimpften die Geimpften gefährden?

Wieso zeigt man mir nicht den Beipackzettel der Impfungen?

Wieso sollen künftig auch Ärzte diesen Beipackzettel nicht mehr sehen dürfen?

Wieso waren bei den letzten Masernausbrüchen fast alle kranken Kinder ordnungsgemäß dreifach durch geimpft?

Wieso hat Obama ein Gesetz erlassen, das alle Impfstoffhersteller vor jeglichen Haftungsansprüchen schützt?

Wieso werden die Impfstoffe auf eine für diese Viren untypische Art in den Körper gebracht (durch Spritzen)?

Wieso werden Babys vor dem zweiten Lebensjahr überhaupt geimpft? Ein eigenes Immunsystem, das durch die Impfungen etwas lernen könnte, ist zu diesem Zeitpunkt ja noch gar nicht gebildet!

Wieso werden Kinder unter 2 Jahren überhaupt geimpft, wenn ihre Bluthirnschranke noch gar nicht ausgebildet ist und damit die Schwermetalle direkt bis ins Gehirn gelangen können?

Wieso wurden zehntausende Soldaten zwangsgeimpft mit dem Wirkverstärker Squalen und leiden heute am Golfkriegssyndrom?

Wieso werden zur Zeit in der BRD so viele Impfberater vom Staat ausgebildet?

Wieso waren in den ersten Impfungen von Bill Gates heimlich Hormone enthalten, die die afrikanischen Frauen unfruchtbar gemacht haben?

Wieso möchte Bill Gates die dritte Welt unbedingt gegen Malaria impfen, eine kostengünstige und 100% wirkungsvolle Therapie mit MMS ist doch vorhanden?

Fakten:
- Buch „Wir impfen nicht!" Michael Leitner
- Video „Wir impfen nicht!" Michael Leitner

2.10 Liste von Krankheiten mit MMS-Erfolgen

Dies ist eine unvollständige Liste der gemeldeten erfolgreichen innerlichen und äußerlichen Heilbehandlungen mit MMS, CDS, CDSplus, Chlordioxid und DMSO. Es zeigt sich, dass die meisten sich epidemieartig verbreitenden Zivilisationskrankheiten wohl auf Infektionen, Mangelerscheinungen und Vergiftungen zurückzuführen sind.

AIDS /HIV
Akne
Aktinische Keratose
Allergien
Allergische bronchiale Aspergillose
Alzheimer-Krankheit
Amyothrophe Lateralsklerose ALS
Amöbenruhr
Angina
Ankylosierende Spondolitis
Anämie
Anthrax
Aphthen
Apoplex
Arthritis
Arthrose
Asthma
Atherome
Autismus
Augen-und Sehstörungen
Autoimmunerkrankungen
Bandwurminfektionen
Basaliom
Bauchspeicheldrüsenerkrankungen
Bauchspeicheldrüsenkrebs
Bazin-Krankheit
Bartonellose
Beta-Thalassämie minor
Bipolare Störungen
Blasenentzündungen
Blutschwamm

Blutergüsse
Bluthochdruck
Borreliose
Bronchitis
Brustkrebs
Brustentzündung
Candidamykosen
Chickungunya-Infektion
Chronic Pelvic Pain Syndrome CPPS
Chronische Depression
chronische Fettleibigkeit
Chronisches Müdigkeitssyndrom
Chronische Nierenerkrankungen
Chronische lymphatische Leukämie
Cervicalsyndrom
Colitis ulcerosa
Cushing-Syndrom
Dakriocystitis
Darmkrebs
Durchfall
Dengue-Fieber
Diabetes mellitus Typ I und II
Diverticulitis
Dornwarzen
Durchblutungsstörungen
Ekzeme
Eppstein Barr-Viruserkrankung
Erkältung
Erythema nodosum
Fibromyalgie
Fieber
Furunkel
Gebärmutterhalskrebs
Gelenkschmerzen /-entzündungen
Gelbfieber
Giardia Lamblia
Gicht
Gonorrhöe
Grippe

Gürtelrose
Gehörverluste
Haarausfall
Hämorrhoiden
Halsschmerzen
Harnwegsentzündung
Hautausschlag
Hautpilz
Hautkrebs
Hefeinfektionen
Heliobacter
Hepatitis A,B,C
Herpes labialis, Genitalis
Herpes zoster
Herzklopfen
Herzrhythmusstörungen
Entzündliche Herzkrankheiten
Heuschnupfen
Humane Papillomviren HPV
Hirnhautentzündung
Hyperthyreose
Ichialgie
Idiopathischer dilatativer Kardiomyopathie
Interstitielle Zystitis
Insektenstiche
Karies
Karpaltunnelsyndrom
Katarakt
Kieferentzündungen
Knochenschmerzen
Knochenkrebs
Kehlkopfentzündung
Knieschmerzen
Konjunktivitis
Kondylomen
Kopfschmerzen
Krampfadern
Diverse Krebsarten
Lebensmittelvergiftung

Lähmungen
Leishmaniose
Lepra
Leukämie
Leukozytose
Leukytosis
Lungenentzündung
Lungenkrebs
Lupus erythematodes
Lymphome
Lyme-Borreliose
Magengeschwüre
Magen-Darminfektionen
Malaria
Mandelentzündung
Megaösophagus
Melanom
Meningitis
Metastasen in Knochen
Metastasiertem Mamma Karzinom
Migräne
Morbus Crohn
Morbus Cushing
Morgellons
MRSA-Infektion
Morbus Dupuytren
Mückenstiche
Müdigkeit
Multiples Myelom
Multiple Sklerose (MS)
Muskelrheuma
Muskelverspannungen
Muskelschmerzen
Muskelzerrungen
Muskelverspannung
Myasthenia Gravis
Myokardinfarkt
Mykoplasmenerkrankungen
Myom

Nagelpilz
Nagelerkrankungen
Narbenprobleme
Nasenverstopfung
Nebenhöhlenentzündung
Nesselsucht
Neurodermitis
Neuropathie
Nierenerkrankungen
Nierensteine
Nierenversagen
Nierenentzündungen
Norovireninfektion
Ödeme
Offenes Bein
Ohrenentzündungen
Ösophaguserkrankungen
Osteopenie
Osteoporose
Osteosarkom
Ovarialzyste
Parodontosen
Parasitenbefall
Parkinson-Krankheit
Parvovirus
Pfeiffersches Drüsenfieber
Pickel
Pilzbefall der Nasennebenhöhlen
Pilzerkrankungen
Pollenallergie
Polyarthritis
Prostatitis
Psoriasis
Q-Fieber
Restless Legs Syndrom
Reizblase
Reizdarm (RDS)
Retinoblastom
Rheumaschmerzen

Röteln
Ruhr
Sarkoidose
Scharlach
Schilddrüsenerkrankungen
Schleimbeutelentzündung
Schwermetallvergiftungen
Skoliose
Schuppenflechte
Schweinegrippe
Sepsis
Shigellose (Ruhr)
Sichelzellenanämie
Sinusitis
Sodbrennen
Sonnenallergie
Soor im Mund
Soor im Genitalbereich
Spinalkanalstenose
Spannungskopfschmerzen
Spondylitis ankylosans
Stimmlippenlähmung
Stirnhöhlenentzündung
Stirnhöhlenvereiterung
Syphilis
Tuberkulose TBC
Tetanus
Thrombozytopenie
Tinnitus
Tonsillitis
Trigeminusneuralgie
Tumore
Typhus
Übergewicht
Unverträglichkeiten
Verbrennungen der Haut
Verbrühungen der Haut
Vergiftungen
Vorhofflimmern

Warzen
Windeldermatitis
Windpocken
Wundheilstörungen
Zahnfleischbluten
Zahnfleischentzündungen
Zahnwurzelentzündungen
Zeckenbiss
Zirrhose
Zysten
Zystische Fibrose

Diese Liste ist weder fachlich korrekt noch vollständig. Sie zeigt jedoch, dass die meisten Erkrankungen auf Keime oder auf Vergiftungen zurückzuführen sind. Beides kann Chlordioxid sicher angehen. Auf den ersten Blick möchte man bezweifeln, dass ein Mittel so ein Alleskönner sein soll. Aber MMS reinigt tatsächlich nur das Körperwasser und die meisten Krankheiten verschwinden.

Ich behaupte nicht, wenn Du eine der obigen Krankheiten hast, dass MMS zu 100% bei Dir wirken wird. Dazu wären in jedem einzelnen Fall zahlreiche Evidenz basierte Doppelblindstudien erforderlich. Außerdem sind die Gründe für die Entstehung einer Krankheit oft sehr vielfältig und individuell. Was bei dem Einem wunderbar hilft, hilft dem Anderen ein bisschen und dem Dritten überhaupt nicht. Dazu an anderer Stelle mehr. Es sind aber sehr viele Einzelmeldungen oder zusammengefasste Erfahrungsberichte, die einem zumindest Hoffnung machen dürfen. Von diesen Erfahrungen sollte jeder zumindest Kenntnis haben. Ob man sich dann für oder gegen eine solche Eigenbehandlung mit MMS entschließt, entscheidet jeder bitte in Eigenverantwortung.

Fazit: Es gibt sehr wohl zahlreiche belegte und erfolgreiche Behandlungen mit MMS / Chlordioxid auch in Kliniken weltweit. Evidenz basierende Doppelblindstudien gibt es allerdings wenige, u.a. auch deshalb weil ja jeder die Chlordioxidlösung von der unwirksamen Vergleichslösung sofort am Geschmack und Geruch unterscheiden könnte.

Fakten:
- Seegarten-Klinik Schweiz
- Malaria-Studie
- Buch „Das MMS-Handbuch“ Dr. med. Antje Oswald
- Buch „MMS klinisch getestet“

3 MMS-Erfolge bei Tieren

MMS-Anwendungen am Menschen sind bis auf einige Besonderheiten für Tiere in der Regel genauso übertragbar. Viele Interessierte haben MMS aus Verzweiflung in bereits hoffnungslosen Fällen (vom Tierarzt aufgegeben) ihren Tieren gegeben. Als sie dann erstaunt sahen wie gut es wirkte, beschlossen sie häufig es auch selber anzuwenden. Da ich seit geraumer Zeit keine Haustiere habe, habe ich mir zu diesem Thema fachkundigen Rat von Steffi Rein geholt. Sie ist Gründerin und Administratoren der Facebook MMS-Gruppe für Tiere (https://www.facebook.com/groups/mms.tiergruppe/) und bietet energetische Tierkommunikation und andere alternative Heilmethoden für Tiere an (http://www.energetik-sr.de). Hier ist eine Zusammenfassung ihrer Erfahrungen und Empfehlungen.

Wichtige Hinweise für den verantwortungsvollen Umgang mit MMS und CDS

Bitte niemals MMS und CDS verwechseln, CDS wird weitaus höher dosiert. Weder das aktiviertes MMS noch deren Einzelkomponenten dürfen jemals pur gegeben werden, da es verätzen kann (Säuregehalt), daher immer mit Wasser verdünnen! CDS ist dagegen eine pH-neutrale Lösung, wird aber auch mit Wasser verdünnt. Die so verdünnte Lösung wird häufig in einer Spritze ohne Kanüle aufgezogen und den Tieren oral verabreicht.

MMS und CDS gehören nicht ins Futter!

Wenn das Tier die wässrige Chlordioxidlösung so nicht annehmen mag, kann man diese in Fleischbrühe, Sahne oder z.B. selbst gemachten Apfelsaft mischen. Bitte immer erst die Aktivierung von klassischem MMS mit der Zugabe von Wasser stoppen und dann in eine dieser Flüssigkeiten geben. Steffi verdünnt auch das CDS nochmals mit etwas Wasser.

Benötigte Wassermenge

Sie empfiehlt bei Tieren ab 1 Tropfen aktiviertem MMS mindestens 10 ml Wasser dazuzugeben, besser mehr. Je höher man mit der Tropfenzahl geht, desto mehr Wasser sollte dazu gegeben werden. Ihrer Erfahrung nach brauchen Menschen und große Hunde in der Regel nicht mehr als 2 Tropfen MMS bzw. nicht mehr als 4 ml CDS pro

Einzelgabe. Beim CDS käme es auf den Hersteller an. Beim nicht stabilisiertem CDS benötige man auf z.B. 4 Tropfen nur 1 ml Wasser, das stabilisierte CDSplus hingegen benötige für diese 4 Tropfen min. 2 ml Wasser wegen dem Geschmack.

Dosierungsempfehlungen

Es wird immer mit der geringsten Menge begonnen und dann langsam gesteigert. Wie lange MMS und CDS gegeben werden muss, hängt von der Erkrankung und dem Gesamtzustand des Tieres ab. Jungen und fitten Tieren gibt sie es nie länger als 1 bis 2 Wochen. So kann das Abwehrsystem auch seinen Beitrag dazu leisten. Sollte wegen einer Krebserkrankungen usw. über einen längeren Zeitraum gegeben werden müssen, empfiehl sie nach ca. 3 Wochen eine Pause zu machen, den Körper mit Antioxidantien zu versorgen und dann wieder mit der kleinsten Menge an MMS oder CDS zu beginnen. Es genügen meist 2-3 MMS-Gaben täglich, da MMS auch in Tiermägen bis zur 7-fachen Menge in den nächsten Stunden nachgasen kann.

3.1 Protokolle für Kleintiere

Bei diesen kleinen Tieren wie Kaninchen, Meerschweinchen, Vögel, Hamster usw. empfiehlt Steffi Rein CDS zu benutzen. Je nach Größe des Tieres sind in schwerwiegenden Fällen 1/2 bis 4 Tropfen, und das ca. 3-5 mal täglich über einen Zeitraum von 1-3 Wochen sehr effektiv. Ansonsten genügen die gleichen Einzeldosen zweimal täglich über einen Zeitraum von 1–2 Wochen.

3.2 Protokolle für Katzen und kleine Hunde

Katzen

Aufgrund ihrer eigenen Erfahrungen mit **Ataxie** und anderen Infektionskrankheiten bei Katzen, hat sie ihr eigenes Katzenprotokoll entwickelt. Die Dosierungen ihres CDS Katzenprotokolls passen auch auf jegliche Krebserkrankungen. Vom klassischen MMS genügt bei Katzen 1/4 Tropfen, die folgendermaßen hergestellt werden: 1 Tropfen aktivieren, und nach der Wartezeit von 45 Sekunden ca. 20 ml Wasser dazugeben. Von dieser Lösung zieht man dann 5 ml mit einer

Spritze ab und kann diese als Einzeldosis geben. Der Rest wird für das Tier einfach nicht verwendet.

Bei kleineren Wehwehchen

Gebe 3 Dosen pro Tag. Beginne die ersten zwei Gaben mit jeweils 4 Tropfen CDS (3.000 ppm oder 0,3%). Ab der dritten Gabe steigere jeweils um einen Tropfen bei den nächsten Gaben bis auf maximal 12 Tropfen. Entweder Du gibst die 3 Einzeldosen morgens, mittags und abends oder Du machst das Intensiv-Protokoll und gibst diese 3 Dosen im Abstand von nur einer Stunde (ähnlich dem Intensiv-Protokoll von Dr. Andreas Kalcker). So kam man den Tag effizienter nutzen und z.B. morgens homöopathische Mittel geben, dann das Intensiv-Protokoll anwenden und gegen Abend noch Absorbierer mit ins Futter geben. Als Absorbierer verwenden wir hier entweder Heilerde, Zeolith oder Bentonit jeweils ca. 1/2 Teelöffel im Futter.

Bei Infektionskrankheiten und lebensbedrohlichen Krankheiten wie z.B. Krebs

Beginne hier an den ersten 3 Tagen mit 5 bis 7 Gaben pro Tag. Beginne die ersten beiden Gaben mit 4 Tropfen CDS und steigere auch ab der dritten Gabe um jeweils 1 Tropfen hier bis zu 20 Tropfen als Maximaldosis. Ab dem vierten Tag gehe über auf 3mal täglich für eine Woche lang. Anschließend noch eine Woche lang zweimal täglich die Maximaldosis geben.

Protokolle sind gute Anhaltspunkte, in der Praxis hat sich jedoch gezeigt, das ein individuelles Abstimmen auf das jeweilige Tier die besten Erfolge bringt.

Bei Erkrankungen, wie Parvovirose, die sich mit heftigem Durchfall zeigen, sollte nicht sofort MMS oder CDS angewandt werden, sondern medizinische Kohle gegeben werden. Erst wenn der Durchfall weg ist, können MMS und CDS gegeben werden, aber dann bitte zeitversetzt und wieder mit einem der obigen Absorbierer im Futter.

3.3 Protokoll für mittelgroße und große Hunde

Die Einzeldosen CDS kann man von 1 ml auf 4 ml steigern, bei MMS bitte von 1/2 Tropfen bis auf höchstens 2 Tropfen steigern. Bei Infektionskrankheiten, den „Mittelmeererkrankungen“ (z.B. Leishmaniose), Krebs- und Stoffwechselerkrankungen empfiehlt Steffi Rein 3 Wochen lang MMS oder CDS, 2-3mal täglich zu geben. Auch hier ist damit zu rechnen, dass viele Giftstoffe im Körper sind und deswegen bitte auch hier immer einen Absorbierer mit ins Futter geben.

3.4 Protokoll für Pferde

Steffi nutzt selber gerne CDS bei Pferden. Sie beginnt mit 4 ml pro Dosis und kann dann bis auf 10-20 ml je nach Größe des Pferdes steigern. Das klassische MMS sollte von 5 auf max. 20–30 Tropfen gesteigert werden. Ab der kleinsten Menge (4 ml CDS und 5 Tropfen MMS) bitte mit mindestens 250 ml Wasser arbeiten und nach Möglichkeit ganz zum Schluss noch selbst gemachten Apfelsaft nachtrinken lassen. Beim MMS ist es bei den höheren Dosierungen hilfreich immer 1-2 Tropfen DMSO hinzuzugeben. Damit kann die Entstehung von Chloraten unterbunden werden (siehe Kapitel DMSO). Auch hier kommt es weniger darauf an, wie hoch gesteigert wird, sondern wie oft und wie lange wir MMS oder CDS geben und was man sonst noch dem Tier Gutes tun kann. Da Pferde nicht erbrechen können, sollten wir hier auch gar nicht erst riskieren an eine Übelkeitsgrenze zu kommen. Aus eigenen Erfahrungen und Berichten aus Ihrer MMS Tiergruppe in Facebook kann sie sagen, dass schwere Erkrankungen wie Hufkrebs, Hufrehe und deren Folgen, Stoffwechselerkrankungen, Allergien, Infektionskrankheiten usw. mit dem hier schon angesprochen Verfahren (3 Wochen geben, 2-3 mal täglich, dann eine Pause von 2-3 Wochen machen und dann nochmals 3 Wochen geben, wiederum mit der kleinsten Menge beginnend) sehr erfolgreich geheilt werden konnten. Ein Pferd, das von ihr wegen Borreliose behandelt wurde, bekam nur 1 Woche lang MMS. Immer von 5 auf 20 Tropfen gesteigert. Nach den MMS Gaben waren deutliche Verbesserungen zu sehen.

Obwohl Steffi ein großer Fan von MMS ist, behandelt sie niemals isoliert mit einem Mittel oder einer Methode sondern immer ganzheitlich. Nur so kann sichergestellt werden, dass nicht nur die offensichtlichen Symptome abklingen, sondern auch die eigentlichen Ursachen gefunden und aufgelöst werden.

3.5 Protokoll für Wiederkäuer

Wiederkäuer dürfen oral kein MMS oder CDS bekommen, da immer noch nicht ganz abgeklärt ist, in wie weit die Darmflora des Vormagens gestört werden kann. Ebenfalls ist nicht klar, ob wir überhaupt eine Wirkung erzielen können, da durch das Wiederkäuen das Gas dort wieder raus geht wo es rein gekommen ist oder gar eingeatmet werden könnte. Das Behandeln von Schafen, Ziegen und Rindern gehört zur Zeit daher noch in die Hände von Profis, die schon mit Einläufen und Infusionen ausreichend Erfahrungen haben. Allerdings können wir Euterentzündungen selber behandeln, indem wir 10 Tropfen MMS aktivieren mit 200ml Wasser auffüllen und mit dieser Lösung z.B. in einer Spritze ohne Kanüle die Milchgänge der Zitzen ausspülen.

Wundbehandlungen

An Stellen, wo sich das Tier ablecken kann, bitte die Mischung immer so ansetzen als würde man es innerlich geben. Ansonsten kann man gut und gerne 10-20 Tropfen MMS auf 100-200ml Wasser mischen. Sie benutzt, wenn sie die Mischung nicht aufsprühen kann, gerne ein Papiertaschentuch, dass sie in die Lösung tränkt und es dann für mehrere Minuten auf die zu behandelnde Stelle hält. CDS eignet sich ihrer Meinung nach nicht so gut zum äußerlichen behandeln, da es zu schnell ausgast.

Was tun, wenn man dem Tier kein MMS oder CDS geben kann und es auch nicht in Sahne, Fleischbrühe und selbst gemachtem Apfelsaft nimmt?

Dann kann man hier ausnahmsweise nur die Natriumchloritlösung NaCIO2 alleine ins Wasser geben, beim Trinken aktiviert es sich im Magen mit der dortigen Salzsäure und es entsteht das gewünschte Chlordioxidgas. Allerdings handelt es sich hier um eine verzögerte

Form der Chlordioxidbildung, die nicht direkt mit dem aktivierten MMS vergleichbar ist. 1-5 Tropfen auf 250-500 ml Wasser oder 6-10 Tropfen auf 1 Liter Wasser wären hier ihre gute Empfehlung.

Häufige Fehler im Umgang mit MMS und CDS bei Tieren:
Wird zu wenig Wasser dazu gemischt, kann es sein, dass die Tiere zukünftig wegen dem Geschmack das MMS ablehnen. Wird zu hoch dosiert und stellt sich dann Durchfall oder Erbrechen ein, wird das Tier, weil es das miteinander verknüpft, auch nicht mehr gerne MMS annehmen wollen. Wird kein Absorbierer dazu gegeben und dem Tier wird dadurch noch schlechter, kann auch das dazu führen, dass MMS künftig abgelehnt wird. Auf Deutsch gesagt: Tiere sind weiß Gott nicht dumm!

Obwohl Steffi Rein eigentlich neben der energetischen Heilarbeit nur weitere sanfte Heilmittel und -methoden wie Homöopathie, Schüssler Salze und Bachblüten bevorzugt, verwendet sie gerne und oft MMS/CDS. Mit bioenergetischen Testverfahren testet sie in der Regel alle möglichen Mittel speziell für das jeweilige Tier aus. Hier zeigten die Testverfahren sehr wohl eine Eignung bzw. einen Nutzen von MMS und CDS für die Tiere auf. Somit stieß sie auch auf dessen feinstoffliche Wirkung und lernte diese mit der Zeit zu schätzen. Krankheiten oder Beschwerden bei unseren Tieren haben sehr viel mit dem Besitzer und dessen Themenfeldern zu tun. Manchmal führt die Auflösung eines Konfliktes beim Halter zur Ausheilung der Krankheit beim Tier. Deshalb behandelt Steffi häufig Halter und Tier als eine Einheit zusammen. Dazu mehr auf Ihrer eigenen Webseite www.energetik-sr.de.

Immer mehr Tierärzte arbeiten mit Chlordioxid, ohne dies an die große Glocke zu hängen. Schließlich zählt es Leben zu retten und Leid zu lindern. Hier eine aktuelle Meldung von einem Tierarzt, der dies öffentlich machte, Ärger mit den Behörden bekam und dann Zivilcourage bewies.

3.6 Tierarzt überzeugt von Chlordioxid

Der renommierten Hamburger Tierarzt Dirk Schrader behandelt sehr erfolgreich Tiere auf vielfältige Weise auch mit Chlordioxid. Unter Androhung von 10.000 Euro Geldstrafe wurde er zum sofortigen Einstellen der Behandlungen mit Chlordioxidlösungen aufgefordert. Darauf hin ging er zum Gegenangriff über, legte Widerspruch gegen diesen Bescheid ein und stellte sogar Strafanzeige gegen die Behörde. Die Behandlungen mit Chlordioxid setzte er teilweise anstatt weniger wirksamer und teurer Antibiotika ein, teilweise aber auch bei Fällen die ansonsten als hoffnungslos und unheilbar eingeschläfert hätten werden müssen. Die dreiste Vorgehensweise der Behörde für Gesundheit und Verbraucherschutz, die fachliche Unkenntnis dieser und letztendlich das Verbot Tiere vor dem Tod zu bewahren, ließ Herrn Schrader aktiv werden. Dieser stellte nun Strafanzeige gegen die örtlichen Behörden bei der Staatsanwaltschaft Hamburg wegen gemeinschaftlichen Amtsmissbrauchs. Seiner Auffassung nach stehe jedem Arzt bei Therapienotstand es frei, jegliche auch nicht zugelassen Mittel und Methoden einzusetzen.

Einige Interessante Passagen aus der Klagebegründung:
"Insbesondere für Natriumchlorit/Chlordioxid (MMS), Wasserstoffperoxid und Hypochlorit (z.B. MMS2) wurde in der immunologischen Grundlagenforschung schon vor Jahrzehnten festgestellt (und auch teilweise mit Nobelpreisen „geadelt"), dass diese z.B. im Rahmen einer Fieberreaktion bei Infektion, Krebs usw. auch physiologisch in menschlichen/tierischen Zellen vorkommen bzw. erzeugt werden. Oxidative Wirkstoffe haben den entscheidenden Vorteil, dass Mikroorganismen gegen sie keine Resistenz bilden können, womit wir „der Evolution" eine erfreuliche Weitsicht bescheinigen können. Andersherum betrachtet, tolerieren menschliche/tierische Zellen also von Natur aus ein gewisses Maß an oxidativ wirkenden Stoffen, wohingegen Mikroorganismen oder sonstige Antigene (also krankmachende Erreger) schon bei wesentlich niedrigeren Konzentrationen zerstört werden. …"

und weiter:

"Die gegenwärtige, emotional geführte und ungerechte „Hexenjagd" gegen ein seit Jahrzehnten vielfach verwendetes Oxidationsmittel, ist vor diesem Hintergrund sachlich nicht nachvollziehbar. Lediglich ein ausgeprägter Mangel an wissenschaftlichen Basisinformationen kann die anzufechtende behördliche Verfügung mit Strafandrohung herbeigeführt haben."

Ich finde es hier sehr spannend, dass neben eingefleischten Tierärzten wie Dirk Schrader auch alternativ-medizinisch bzw. energetisch arbeitende Tiertherapeuten unisono MMS/Chlordioxid erfolgreich einsetzen. Allein die Wirkung scheint zu überzeugen!

Fakten:
- Tierarzt stellt Strafanzeige nach MMS-Verbot

4. MMS-Medienhetze

Bis zum April 2014 gab es zwar viele Bücher über MMS im deutschsprachigen Raum und geschätzt eine 1/2 bis 1 Million Menschen, die schon mal davon gehört oder es schon angewandt hatten. Dennoch war es eher ein Geheimtipp unter Insidern. Dies wollten wir ändern und unterstützen deshalb Leo Koehof vom Jim Humble Verlag bei der Organisation des „Spirit of Health Kongress 2014“ in Hannover. Die Veranstaltung wurde ein voller Erfolg und es kamen weit über 1.000 Besucher. Plötzlich war auch das Interesse der Massenmedien geweckt und es kamen mehrere Fernsehsender zum Kongress und führten mehrere Interviews. Die ersten Berichte enthielten zwar Warnungen vor MMS ließen aber auch Teilnehmer des Kongresses zu Worte kommen. Ein Teilnehmer erzählte davon, dass sein Tumor innerhalb von nur 3 Monaten MMS-Einnahme um 90% geschrumpft sei (NDR-Bericht). Dies hatte zur Wirkung das sich nun ganz Deutschland für MMS interessierte. Und siehe da sofort wurde der Ton in den Massenmedien (**ARD Report, ARD Kontraste, RTL-Mittagsmagazin, RTL-Explosiv, Spiegel TV, Spiegel online, T-Online, NDR-Visite, MDR, HAZ, Bild-Zeitung**) schärfer gegen MMS. Interessanterweise bedienten sich unterschiedliche Reporter unterschiedlicher Fernseh-, Online- und Printmedien immer der gleichen Phrasen, Unwahrheiten, unbelegten Vorwürfe und alter Schubladen zum Denunzieren von aktiven Referenten. Diese wahrheitswidrigen Berichte waren wohl mit ein Grund dafür, dass das Volk „Lügenpresse“ zum (Un)Wort des Jahres erkor. Von einer ergebnisoffenen eigenständigen Recherchearbeit der sogenannten Qualitätsjournalisten konnte keine Rede mehr sein. Es waren Auftragsverrisse und einer schrieb vom anderen ab. Aus diesem Grunde sollen hier den einzelnen Vorwürfen belastbare Fakten entgegen gesetzt werden, so dass sich jeder selbst ein Urteil über MMS bilden kann. Wir setzen auf Offenheit statt auf Propaganda.

Fakten:

- Sammlung stumpfer Medienhetze gegen MMS
- Spirit of Health Kongress 2014
- Spirit of Health Kongress 2015

4.1 Vorwurf: „MMS sei giftige Chlorbleiche“

Sucht man den Begriff „Chlorbleiche“ in Wikipedia wird man interessanterweise direkt zum reinem Chlor geführt und nicht etwa zum Eintrag über Chlordioxid und auch nicht zum Ausgangsstoff von MMS dem Natriumchlorit. Aber solche Feinheiten kann der Laie ja nicht unterscheiden!

Definition: Chlorbleiche, auch Chlorbleichlauge oder Javellsche Lauge genannt, entsteht laut der Uni Hamburg durch Zugabe von (elementarem also reinem) Chlor in verdünnte Natronlauge.

Bei den MMS-Anwendungsprotokollen wird aber definitiv keine Chlorbleiche verwendet! Weder der Ausgangsstoff Natriumchlorit noch der eigentliche Wirkstoff von MMS das Chlordioxid sind per Definition Chlorbleiche! Außerdem wird die Natriumchloritlösung so gar nicht für sich alleine eingenommen, sondern erst wenn durch Aktivierung mit einer Säure das Chlordioxid entstanden ist. Das Chlordioxid wiederum wird seit über 100 Jahren zur Entkeimung von Trinkwasser, unserem Lebensmittel Nummer 1, eingesetzt und Obst und Gemüse aber auch Fleisch und Fisch werden damit seit Jahren entkeimt und länger haltbar gemacht (USA). Dabei muss es nicht mal wieder herausgefiltert oder von den Lebensmitteln abgewaschen werden. In Lebensmittelbetrieben für Milchprodukte, Bier und Wein werden damit z.B. die Leitungsrohre zwischen den einzelnen Produktionschargen entkeimt und gereinigt. Es schadet also weder unseren Lebensmitteln, noch den Menschen und Tieren, die diese verzehren. Die Ungiftigkeit der oralen Einnahme vom Chlordioxidlösungen ist durch international anerkannte Studien der WHO und der EPA (siehe weiter unten) hinlänglich belegt. Paracelsus stellte schon fest, dass die Dosis das „Gift“ ausmacht. Ein Vergleich der Toxizität zeigt ganz klar das Chlordioxid in Wirklichkeit deutlich „ungiftiger“ als Nikotin, Kaffee und Aspirin ist.

Fakten:
- Uni Hamburg Definition von Chlorbleiche
- Wikipedia Eintrag zu Chlordioxid
- Wikipedia Eintrag zu Natriumchlorit
- Wikipedia Eintrag zu Chlor

- Toxizität von Chlordioxid

Wikipedia Eintrag zu Chlordioxid
"Höhere Organismen sind relativ unempfindlich gegen die Aufnahme von Chlordioxid durch Verschlucken. So wurden zum Beispiel in einer Studie am Menschen bei der einmaligen Einnahme von 24 mg Chlordioxid in einem Liter beziehungsweise 2,5 mg Chlorit in 500 ml Wasser bei zehn gesunden Männern keine negativen Veränderungen festgestellt. Das ist um Faktor zehn beziehungsweise hundert höher als die Höchstwerte zur Trinkwasseraufbereitung in Deutschland von 0,2 mg auf einen Liter Trinkwasser."

Fakten:
- Wikipedia Eintrag zu Chlordioxid

WHO-Studie zur oralen Einnahme von Chlordioxid
Es gibt eine Studie der WHO (World Health Organisation) aus dem Jahre 1982/1984 über die orale Einnahme einer wässrigen Chlordioxidlösung an 10 Männern mit verschiedenen Einnahmeprotokollen und Dosen über 12 Wochen, also dreimal so lang wie Jim Humbles MMS-1000-Protokoll. Dabei wurden Blutdruck, Atemfrequenz, Puls, Mundtemperatur und EKG sowie umfangreiche Blut- und Urinanalysen durchgeführt.
Ergebnis: Es wurden keine signifikanten Nebenwirkungen gemessen!

Fakten:
- WHO-Studie zur oralen Einnahme von Chlordioxid

EPA-Studien zur oralen Einnahme von Chlordioxid
Auch die amerikanische Umweltbehörde EPA (Environmental Protection Agency) hatte eine Vielzahl von Studien an Mensch und Tier zu den Folgen einer oralen Einnahme von wässrigen Chlordioxidlösungen in Auftrag gegeben bzw. aus der Literatur zusammengefasst.

Ergebnis: Auch die 100-fache Konzentration von ClO2 wie in unserem Trinkwasser gesetzlich erlaubt, zeigt keine negativen Auswirkungen auf Mensch und Tier.

Fakten:
- EPA-Studien zur oralen Einnahme von Chlordioxid

Fazit: Wer als vermeintlicher Beschützer der Menschen oder kritischer Journalist MMS, Natriumchlorit oder Chlordioxid immer noch eine „giftige Chlorbleiche" nennt, lügt vorsätzlich und ignoriert vorliegende internationale Studien zur Ungiftigkeit von Chlordioxid bei oraler Einnahme! Weder beim MMS, dem Ausgangsstoff Natriumchlorit noch beim eigentlichen Wirkstoff Chlordioxid handelt es sich um Chlorbleiche! Mit dieser perfiden und vorsätzlichen Verwechselung möchte man Neuanfänger und Laien verleiten sich tatsächlich mit der gefährlichen Chlorbleiche statt mit dem ungiftigen Chlordioxid zu behandeln, um die resultierenden Schäden dann der MMS-Gemeinde zuzuschieben! **Dies erfüllt den strafrechtlichen Tatbestand der vorsätzlichen versuchten Körperverletzung!**

4.2 Vorwurf: „MMS sei unwirksam"

In allen Lehrbüchern der Chemie steht, das Chlordioxid der beste Viren- und Bakterienkiller der Welt ist. Warum sollte gemäß der ursprünglichen Überlegung von Jim Humble etwas, was außerhalb des Körpers bekanntermaßen alle krankmachenden Keime zuverlässig abtötet, im Körper dies nicht tun? Zehntausende positive Rückmeldungen auch durch zugelassene Ärzte geben da ein ganz anderes Bild ab. Es werden nur Behauptungen zur Unwirksamkeit aufgestellt, aber keine belastbaren Beweise geliefert.

4.2.1 Malaria-Studie Uganda

Ende 2012 wurde in einer Rote-Kreuz-Station in Uganda eine Malaria-Studie gleich von drei unabhängigen internationalen Kamerateams dokumentiert. Es wurden innerhalb von vier Tagen 781 Menschen untersucht, von denen 154 mit Malaria infiziert waren. Die Infektion wurde zunächst mit einem herkömmlichen Malaria-Schnelltest ermittelt und dann jeder positive Verdachtsfall durch Blutuntersuchungen unter dem Mikroskop eindeutig bestätigt. Manche hatten sogar eine Doppel-Infektion mit zwei der insgesamt fünf möglichen Malariaerreger. Alle Erwachsenen bekamen eine Einmaldosis mit 18 aktivierten Tropfen und alle Kinder mit 9 aktivierten Tropfen MMS zu trinken. Nach 24 Stunden waren von den 154 nachweislich Malariakranken nur noch 11 malariapositiv getestet worden. Alle anderen waren beschwerde- und symptomfrei. Die 11 weiterhin infizierten gaben an nicht alles getrunken zu haben bzw. kurz nach der Einnahme erbrochen zu haben. Sie bekamen unter Aufsicht eine zweite Dosis in gleicher Höhe und waren alle am nächsten Tag auch malariafrei. Diese gut dokumentierte Malaria-Studie wurde jedoch in einem TV-Beitrag in Frage gestellt. Es wurde behauptet es gäbe keinen Beweis, dass MMS innerhalb 24 Stunden Malaria geheilt hätte, da kein Arzt anwesend gewesen sei dies zu bestätigen. Diese Behauptung kann durch Unterschriften und Fotos vollkommen widerlegt werden. Andererseits gab man im TV-Beitrag aber zu, dass nach der Einnahme von MMS alle Malariakranken tatsächlich „symptomfrei" gewesen seien. Wie soll das geschehen sein?

Die Schulmedizin bekommt bis heute Malariakranke in dieser kurzen Zeit nicht symptomfrei.

4.2.2 Klinischer Einsatz von Dioxychlor

Dioxychlor ist ein Mittel, welches Pilze, Bakterien und Viren durch die Wirkung von atomarem Sauerstoff vernichtet. In zahlreichen Versuchen wurde dieses Produkt in der engen Zusammenarbeit der Forscher des Bradford Research Institutes mit der Stanford-University, dem National Cancer Institute (NCI) und den Mayo-Kliniken sowohl in seiner Herstellungsform als auch in seiner Wirkung weiterentwickelt und optimiert. Die Wirksamkeit dieses Sauerstoffpräparates konnte mit über 50.000 Infusionen bei diversen Indikationen weltweit unter Beweis gestellt werden. Der Wirkstoff in Dioxychlor ist, wie der Name vermuten lässt, Chlordioxid.

Zitat aus der Seegarten Klinik Schweiz:
Grippe, Herpes I und II, Hepatitis-B, Epstein-Barr, Zytomegalie, Polio, Toxoplasmose und Tuberkulose. Auch bei den virulenten Mykosen wie Candida albicans und Mycoplasma, bei Blutparasiten, sowie bei pleomorphen Bakterien, welche meist bei multiplen Allergien vorkommen, wurde Dioxychlor erfolgreich eingesetzt. Weitere Anwendungsgebiete sind die Nachsorgetherapie nach Langzeitanwendung von Antibiotika und deren Folgeschäden, wie dem chronischen Müdigkeitssyndrom (CFS, Epstein-Barr, HHV-6-Virus). Die überzeugenden Erfolge der Dioxychlor-Therapie in Europa und in den USA haben die Indikationsliste neben den bereits genannten auch auf weitere Krankheitszustände erweitert: Zahnfleischentzündung, Schwäche des Immunsystems, Mukoviszidose, rezidivierende Lungenentzündung und Broncho-Pneumonie mit rezidivierenden Infekten.

4.2.3 Natriumchlorit von der EU als Arzneimittel zugelassen

Natriumchlorit ist seit dem 19.6.2013 als Arzneimittel unter der Nummer EU/3 /13/1139 in das Gemeinschaftsregister für Arzneimittel für „seltene Leiden“ eingetragen. Es scheint nach einer vorgelegten Studie bei der Behandlung von ALS (Amyothrophe Lateralsklerose) das Fortschreiten der Krankheit zu stoppen.

Nach Wikipedia:
„Natriumchlorit stört die Funktion der Makrophagen, die einen Teil des Immunsystems bilden und an Entzündungsprozessen beteiligt sind. Man geht davon aus, dass die seltene Krankheit Amyothrophe Lateralsklerose (ALS) mit einer Überaktivierung von Makrophagen einhergeht, wodurch hohe Konzentrationen an Zytokinen entstehen, die für die Schädigung von Nervenzellen in Gehirn und Rückenmark verantwortlich sind. In den USA[10] und in der EU[11] hat Natriumchlorit zur Behandlung der ALS den Status eines Orphan-Arzneimittels, was für pharmazeutische Unternehmen Vergünstigungen hinsichtlich einer Arzneimittelzulassung zur Folge hat."
Dem ist wohl nichts mehr hinzuzufügen.

4.2.4 Erfolge bei HIV / AIDS

Als erster Mediziner führte der Arzt Dr. Klaus Schustereder in Zusammenarbeit mit den Gesundheitsbehörden der Zentralafrikanische Republik eine Studie zur Wirkung von Chlordioxid bei HIV/AIDS Kranken durch. Dr. med. Klaus Schustereder distanziert sich zwar von den vielen Heilversprechen, welche durch Jim Humble gemacht werden, anerkennt aber die therapeutische Wirkung von Chlordioxid bei der Behandlung von HIV/AIDS. Er plädiert für eine umfassende klinische Studie in Zusammenarbeit mit staatlichen Behörden um das Potential von Chlordioxid zur Behandlung von epidemiologischen Krankheiten besser zu verstehen. Des Weiteren fordert Dr. med. Schustereder pharmakologische Studien um die Wirkungsweise von Chlordioxid zu verstehen. Dr. med. Schustereder erklärt in diesem Interview, warum Afrika therapeutische Ansätze braucht, welche folgenden Kriterien entsprechen sollen: Effizienz, Non-Toxizität, Kostengünstigkeit und kulturelle Integrierbarkeit. Laut Schustereder entspreche Chlordioxid diesen Kriterien und sieht folglich in diesem Mittel eine potentielle Chance vielen Menschen in der Dritten Welt zu helfen.

Das National Institutes of Health (NIH), einer Behörde des Ministeriums für Gesundheitspflege und Soziale Dienste der Vereinigten Staaten, veröffentlichte eine Studie zum Einsatz von Chlordioxid bei der Reinigung von Spenderblut, welches diese Wirkung auch im Labor bestätigte. Insbesondere wurde dort die Wirkung von Chlordioxid (MMS) auf "AIDS Viren" untersucht. Verwendet wurden zwei Verdünnungen einer Stammlösung aus 15% Milchsäure und ca. 2.8% Natriumchlorit. Die 1:150 Verdünnung zeigte eine signifikante, aber nicht komplette Eliminierung des HIV-1, die 1:100 verdünnte Stammlösung eliminierte die im Blut befindlichen "AIDS Viren" zu 100% innerhalb von 5 Minuten in vitro.

Fazit: Die von Jim Humble proklamierte breitbandige Wirksamkeit von MMS bei einer Vielzahl von Krankheiten ist durch Studien und Erfahrungsberichte mehr als hinlänglich belegt!

Fakten:
- Malaria-Studie
- Studie Dioxychlor
- Seegarten-Klinik Schweiz
- Natriumchlorit von der EU als Arzneimittel zugelassen
- Wikipedia Eintrag zu Natriumchlorit
- Erfolge in Afrika bei HIV/AIDS
- National Institutes of Health „Chlordioxid eliminiert AIDS/HIV-Viren“
- Patent zur Blutdesinfektion mit Chlordioxid
- Buch „MMS klinisch getestet“

4.3 Vorwurf: „MMS sei reine Geldmacherei“

Ein klassisches MMS-Set kostet zwischen 15 und 25 € und reicht in der Regel für 2-3 Jahre. Wer mit Wundermitteln reich werden will, nimmt in der Regel deutlich höhere Beträge, wie z.B aktuell 200.000€ pro Kranken für die Heilung von Hepatitis C mit einem neu entwickelten Medikament. Einem schwerkranken Menschen dafür falsche Hoffnungen zu machen, wäre und ist im höchsten Maße unmoralisch. Jim Humble hat mit seinem ersten Gratis-Buch dieses Wissen kostenlos an die Menschheit gegeben und lebt ausschließlich von Spenden und dem Verkaufserlös seiner weiteren Bücher. Ich war zweimal bei ihm zu Besuch. Bei meinem ersten Besuch in der Dominikanischen Republik lebte er 3 Stunden entfernt von jedem touristischen Ort mitten in den Slums der dortigen Bevölkerung. Die Ausstattung seiner Unterkunft wäre mit spartanisch noch nicht treffend genug bezeichnet. Selbst Jugendherbergen vor 50 Jahren waren besser ausgestattet. Ein Auto besitzt er bis heute nicht. Auch das Domizil in Mexiko bei meinem zweiten Besuch kann als schlicht und einfach bezeichnet werden. Ich habe bis heute keinerlei Luxusgüter oder -symbole bei ihm gesehen. Er setzt seit seiner Entdeckung all sein Geld für die Verbreitung dieses für die Menschheit so wichtigen Heilwissens ein.

Fazit: Es gibt keinerlei Hinweise das Jim Humble durch MMS ein reicher Mann geworden ist, der nun im Luxus lebt.

Fakten:
- Buch "Heilung ist möglich" Dr. Andreas Kalcker
- Artikel „Hepatitis-C-Medikament Sovaldi ...“ Spiegel online

4.4 Vorwurf: „Jim Humble und Scientology“

Ja, Jim Humble liebt seine Auftritte im weißen Anzug und weißen Hut mit dem Larimarstein als sein Markenzeichen. „The show must go on“, da ist er durch und durch Amerikaner. Und ja, er war fast von Anfang an bei den Scientologen dabei. Damals war es eine Bewegung, die die neuartigen Techniken (Dianetik) von Ron L. Hubbard nutze, um den eigenen Verstand von Traumata, Ängsten und falschen Programmierungen aus diesem und aus vorherigen Leben zu reinigen. Das Ergebnis waren freie und nicht manipulierbare Menschen. Später wurde diese Bewegung unterwandert und hat nun das Image einer „geldgeilen und gehirnwaschenden Sekte“. Ich kann dies nicht abschließend beurteilen, da ich bislang keinen wissentlichen Kontakt mit dieser Vereinigung oder ihren Mitgliedern aufgenommen habe. Ich habe mich aber sehr wohl mit dem Buch und den DVDs zur Dianetik beschäftigt, die beide meines Erachtens nach hoch interessant und ideologiefrei sind. Ich habe Jim dazu befragt und er hat mir offen zu jeder Frage geantwortet. Als diese negativen Veränderungen wie das hartnäckige Bedrängen von Aussteigern in dieser Organisation begannen, verließ er wie viele andere zu dieser Zeit die Scientologen. Für ihn ist dieses Kapitel seit drei Jahrzehnten (!) vollkommen abgeschlossen. Bei seinen MMS-Schulungen und auch bei allen anderen Treffen mit Jim hat er zu keinem Zeitpunkt von sich aus Themen aus dem Bereich von Scientology angesprochen oder irgendwelche Bewusstsein manipulierenden Techniken verwandt. Dies kann ich zweifelsfrei bezeugen. Es handelt sich wirklich nur um einen einfachen alten Mann mit einem einnehmend freundlichen Lächeln.

Fazit: Die weltweite MMS-Bewegung hat nichts aber auch rein gar nichts mit Scientology zu tun. Ist es wirklich wichtig was ein Mensch anzieht oder früher mal gemacht hat? Oder sollen diese persönlichen Diffamierungen die Zuschauer (Schublade Scientology) nur daran hindern sich mit seinen eigentlichen, richtungsweisenden Inhalten und Aussagen zu beschäftigen?

Fakten:
- Buch "Dianetik" Der Leitfaden für den menschlichen Verstand"
- DVD "Wie man Dianetik verwendet"

4.5 Vorwurf: „Genesis II Church“

Als Jim in verschiedenen afrikanischen Ländern viele MMS-Helfer schulte, erlebte er immer wieder die gleichen Bedrohungen. Viele afrikanische Länder sind politisch instabil und es gibt fast immer bewaffnete Rebellen auf der einen Seite und Regierungstruppen auf der anderen Seite. Wer immer auch die Guten und die Bösen in diesem Spiel sind, immer wieder wurden er und seine Helfer als Spione der Regierung oder der Rebellen angesehen und mit Waffengewalt mit dem Tode bedroht. Er sah damals auch, dass Menschen mit einem Ausweis von internationalen religiösen Hilfsorganisationen (Rotes Kreuz, Roter Halbmond) allein durch ihren Ausweis oft vor solchen Verdächtigungen geschützt waren. So gründete er die „Genesis II Church“ und verteilte an seine Helfer entsprechende Ausweise und es funktionierte recht gut. Da auch die kostenlose Abgabe von nicht zugelassenen Heilmitteln in vielen Ländern juristisch geahndet werden konnte, wurde das mit MMS entkeimte Wasser unter der Religionsfreiheit kurzerhand zum Sakrament (so wie z.B. die Oblate oder das Weihwasser) umgetauft, um die Abgabe und den Abgebenden rechtlich zu schützen. Mittlerweile haben fast alle Anhänger seiner weltweiten MMS-Bewegung diese Idee aufgegriffen und sich seiner „Kirche“ angeschlossen ohne dass solche Bedrohungen in ihrem Land existieren. Dabei ist dass, was wir uns hierzulande unter einer Kirche vorstellen, in keiner Weise zutreffend. Es geht nicht um Religion, denn jeder kann seinen bisherigen Glauben behalten. Es ist viel mehr so etwas wie ein lockerer Verein von Gleichgesinnten. Das einzige Bekenntnis um Mitglied zu werden ist: „Sei gut und tue Gutes“. Schon bist auch Du dabei. Es gibt keinen Formalismus und keinen Bürokratismus. In MMS geschulte Menschen haben den Status eines „Reverend“. Hat man eine Mindestzahl von Menschen mit MMS geschult oder beraten, kann man „Minister of Health“ werden. Wer darüber hinaus Schulungen leitet oder andere große Verdienste für die Bewegung leistet, wird kurzerhand zum „Bishop“ erklärt. Diese Titel sind mit keinerlei echten Hierarchien, Rechten oder Pflichten verbunden und werden von den meisten auch gar nicht benutzt, wenn dann nur mit einem Schmunzeln. Alle sehen sich auf Augenhöhe und jeder hat das, war er tut oder nicht tut, nur mit sich selbst auszumachen. In all den Jahren habe ich zu keinem Zeitpunkt irgend etwas gesagt bekommen, was ich tun soll oder nicht oder was sich sagen soll oder nicht. Jeder leistet den Beitrag, den er kann oder will, um das gemeinsame Ziel zu erreichen, dass jeder Mensch auf diesem Planeten von den gesundheitlichen Möglichkeiten mit MMS bzw. Chlordioxid Kenntnis bekommt. Wir überlassen dann jedem selbst, ob und was er mit diesem Wissen anfangen will und unterstützen jeden, der mehr wissen möchte. Man kann auch jederzeit wieder ohne Probleme aus dieser „Kirche" austreten, darauf legt Jim besonderen Wert.

Willst Du auch Deinen Beitrag leisten, damit diese Bewegung ihre Ziele erfolgreich verwirklichen kann? Dies kannst Du schon dadurch leisten, in dem Du über MMS sprichst und dieses E-Book weiter verbreitest. Natürlich sind auch Spenden jederzeit willkommen!

4.6 Fragen an die Medien - Wirksamkeit von MMS

Egal zu welchem Thema man recherchiert, alle Dinge haben in dieser Dualität sowohl Vor- als auch Nachteile. Bei der Berichterstattung über MMS sieht es offensichtlich so aus, dass man einerseits bei den möglichen Nachteilen falsche Vorwürfe erhebt oder einfach Dinge bewusst erfindet oder vertauscht. Andererseits ignoriert und verschweigt man aber vorsätzlich die Erfolge und positiven Wirkungen, die MMS vielfach unter Beweis gestellt hat. Augenscheinlich wird dies gemacht, um bewusst eine ablehnende emotionale Reaktion bei Zuschauer bzw. Leser auszulösen. Dies nennt man dann nicht mehr unabhängigen Journalismus oder ergebnisoffene Berichterstattung, sondern einfach nur noch Propaganda.

Zurück zu den Fakten und einigen unangenehmen Gegenfragen an diese Vertreter der Massenmedien:

4.6.1 Wo sind die Berichte zu Dioxychlor?

In zahlreichen Versuchen wurde das Produkt Dioxychlor (Wirkstoff Chlordioxid) in der engen Zusammenarbeit der Forscher des Bradford Research Institutes mit der Stanford-University, dem National Cancer Institute (NCI) und den Mayo-Kliniken sowohl in seiner Herstellungsform als auch in seiner Wirkung weiterentwickelt und optimiert. Die Wirksamkeit dieses Sauerstoffpräparates konnte mit über 50.000 Infusionen bei diversen Indikationen weltweit unter Beweis gestellt werden. Wieso berichtet man niemals über diese groß angelegte klinische Studie zur intravenösen Anwendung von Chlordioxid und deren Erfolge? Vielleicht damit man auch weiterhin behaupten kann, es gäbe keine klinischen Studien über Chlordioxid?

Fakten:
- Studie Dioxychlor

4.6.2 MMS gegen A.L.S. in EU zugelassen!

Über die lustigen Eiskübel-Wetten von Prominenten und denen, die sich für welche halten, habt ihr im Jahre 2014 ausführlich in TV und Internet berichtet. Als sich Menschen einen Eimer eiskaltes Wasser über den Kopf geschüttet hatten, habt ihr mit den Kameras draufgehalten und diese niveaulosen Selbstdarstellungen haben es wochenlang selbst bis in die abendlichen Nachrichtensendungen geschafft. Alles wurde angeblich zum Sammeln von Spenden für die so dingend notwendige ALS-Forschung initiiert. Aber über die Tatsache, dass es in den USA und auch der EU bereits ein vielversprechendes zugelassenes Medikament gegen ALS gibt und zwar auf Basis des von euch so verrissenen MMS/Natriumchlorit, darüber sagt und schreibt ihr kein einziges Wort. Warum nicht? Seid ihr auf einem Auge blind oder gar auf beiden?

Fakten:
- Natriumchlorit von der EU als Arzneimittel zugelassen

4.6.3 Chlordioxid-Patente im Gesundheitsbereich

Mit ein bisschen Recherche in Suchmaschinen und unserer MMS-Familie kommen immer mehr zugelassene pharmazeutische Produkte auf Basis von Chlordioxid zu Tage.

Hier ist z.B. das in den US zugelassene Spray **Ciderm SP zur Wunddesinfektion bei Tieren** von der Firma Frontier Pharmaceutical Inc. aus Melville, NY 11747 erhältlich (**www.cidermsp.com**).

Das **Patent US-4035483** vom 12.07.1977 zur Nutzung von **Natriumchlorit als ungiftiges Antiseptikum**. Im Text heißt es, es sei **nutzbringend bei der Behandlung von Verbrennungen und anderen Wunden und zur Behandlung von Infektionen**, ohne dass in den natürlichen Regenerationsprozess eingegriffen würde.

Das **Patent US-4725437** vom 16.02.1988, verliehen an die Firma Oxo Chemie aus Deutschland, bezüglich einer Substanz, die von Dr. Friedrich W. Kühne aus Heidelberg erfunden und „**Oxoferin**“ genannt wurde. Die Firma konnte es für 45 Mio. US-$ an ein amerikanisches Unternehmen verkaufen, das den Namen in „**WF-10**“ änderte, das durch die FDA zugelassen wurde.

Das **Patent US-2701781** vom 08.02.1055 bezüglich der Vermarktung einer **antiseptischen Lösung für den allgemeinen klinischen Gebrauch**.

Das **Patent US-5019402** vom 28.05.1991, erteilt an die Firma Alcide zur Vermarktung eines Produkts **mit Chlordioxid zur Desinfektion von Blut und Blutkonserven**. Es wird heute vor allem im Transfusionsbereich genutzt, um Infektionen zu vermeiden. **Hallo Moment einmal:** Blut ist unser Lebenselixier und das wird mit Chlordioxid behandelt ohne Schaden anzurichten? Dann kann es ja doch nicht so gefährlich sein oder?

Das **Patent US-5830511** vom 03.11.1998 zur Vermarktung eines Produkts, dessen Bestandteil auch Natriumchlorit ist und das der **Stimulation des Immunsystems** dienen soll. Es wurde an die Firma Bioxy Inc. vergeben, wird bei Tieren als Futterergänzungsmittel verwendet und führt zu einer geringeren Sterblichkeit, geringerer Ausscheidung von Stickstoff, **geringerer Abhängigkeit von Antibiotika und Impfungen und einer Verbesserung des Gesundheitszustandes** der Tiere durch den Beitrag zu einem stärkeren Immunsystem.

Das **Patent US-5855922** vom 05.01.1999, erteilt an das Unternehmen BioCide International für die Vermarktung eines Produkts, das bei der therapeutischen **Behandlung von schlecht heilenden oder nicht vernarbenden chronischen Wunden und anderen Hauterkrankungen** zur Anwendung kommt. Diese Erfahrungen haben wir auch bei jahrelang offenen Beinen (meist bei Zuckerkranken) gemeldet bekommen.

Das **Patent US-6099855** vom 08.08.2000 für die Kommerzialisierung eines Produkts, das als Stimulans für das Immunsystem verwendet wird, erteilt an die Firma Bioxy Inc. Dieses Produkt soll die **Tiergesundheit verbessern**, die **Nahrungsverwertung verbessern**, eine **geringere Sterblichkeit**, **geringere Abhängigkeit von Anti-**

biotika und Impfungen und einen **verbesserten allgemeinen Gesundheitszustand** aufgrund einer **verbesserten Immunlage** herbeiführen.

Das **Patent US-4296102** vom 20.10.1981 über die Vermarktung eines Produkts zur Bekämpfung der **Amöbenruhr** beim Menschen durch orale Verabreichung von Chlordioxid, Patent erteilt an Felipe Lazo, Mexico City.

Das **Patent US-6251372** B1 vom 26.06.2001 erteilt an **Procter & Gamble** für die Vermarktung eines Produkts **zur oralen Vorbeugung von Mundgeruch**.

Das **Patent US-4851222** vom 25.07.1989, erteilt an die Firma Oxo für die Vermarktung eines Produkts **zur Regeneration des Knochenmarks**. Phänomenal!!!

Das **Patent US-4737307** vom 02.04.1988 für die Vermarktung eines Produkts zur **Bekämpfung von Bakterien, Pilzen und Viren bei Hauterkrankungen**.

Das **Patent US-4317814** vom 02.03.1982 erteilt an Felipe Lazo aus Mexico für die Kommerzialisierung eines Medikaments zur **Behandlung von Hautverbrennungen**.

Das **Patent US-5252343** vom 12.10.1993 erteilt an die Firma Alcide zur Vermarktung eines Produkts **zur Prophylaxe und Behandlung von bakteriellen Infektionen, insbesondere Mastitis,** wobei bis zu 1.000 ppm Chlordioxid zur Anwendung kommen.

Das **Patent US-5877222** zur Behandlung von durch AIDS ausgelöster Demenz.

Die **Patenten US-8029826B2** und **US-7105183B2** beide zur Behandlung von neurodegenerativen Krankheiten.

In Ungarn hat eine Gruppe von Wissenschaftlern der Universität Budapest für Technik und Wirtschaft um Prof. Zoltán Noszticzius und der Jósa András Klinik eine zugelassene, nicht verschreibungspflichtige medizinische Chlordioxidlösung (300-1200ppm) entwickelt und patentieren lassen. Er sagt: *"Solumium (Chlordioxid) ist eines der wirksamsten Desinfektionsmittel überhaupt. Es tötet alle Erreger wie Bakterien, Pilze, Protozoen und Viren, und das alles ohne Schädigung, es gibt keine bekannten Nebenwirkungen.*" Einsatzgebiete seien **Krebswunden**, Herpes, Hautverletzungen, offene Wunden, Blasenentzündung, Hautinfektionen, Pilzinfektionen der Haut, **MRSA**, Halsschmerzen, Zahnfleischentzündungen, Parodontose, Mundgeruch, Zahnschmerzen, Wurzelbehandlungen, Oralchirurgie, **ansteckende Krankheiten im Mund**, verstopfte Nase, Mandelentzündung, Juckreiz, **Gersten-körner** und **vaginale Spülungen & Einläufe** (Patente: EP2069232; **US-8512671**; CN101605720).

Diese Liste mit diesen Patenten ist bei weitem nicht vollständig. Bitte weitere Patente zusenden, wenn ihr welche findet.

Fakten:
- Links zu den Patentschriften auf der Homepage
- Solumium rezeptfreies Medikament mit Chlordioxid
- Studie Chlordioxid als Lokalantiseptikum

4.6.4 USA-Army: MMS gegen Ebola erfolgreich!

Der weltweit aktive Konzern Johnson & Johnson vermarktet über sein Tochterunternehmen ClorDiSys Systems ein Patent auf Basis von Chlordioxid zur Desinfektion von Keimen in Räumen und auf medizinischen Geräten.

Man rühmt auf der US Army Webseite **www.army.mil** hier den Wirkstoff Chlordioxid wie folgt:
*"Chlordioxid ist ein gelb-grünes Gas mit schwachem Geruch **ähnlich wie Chlorbleiche, aber ansonsten ist es ganz anders ist.**"* Aha, also wenn man Geld verdienen kann, kennt man den Unterschied zwischen Chlordioxid und Chlorbleiche sehr genau!

"ClorDiSys ist stolz darauf, dazu beizutragen, die Verbreitung von Ebola in Afrika zu bekämpfen", sagte Mark Czarneski, Leiter der Technologie Abteilung bei ClorDiSys Systems.

„Chlordioxid ist ein breit angelegtes Biozid, welches Sporen, Bakterien, Viren und Pilze abtötet. ***Bisher wurde kein Erreger gefunden welches sich gegen ClO2 als beständig erwies.*** *Es ist effektiv verwendet worden, um Bakteriensporen, die viel schwieriger zu töten sind als Viren wie z.B. Ebola"*, berichtet Dr. Christopher Doona.

So nun wieder die Gretchenfrage von Jim Humble: Wenn Chlordioxid außerhalb des Körpers all diese Keime ja selbst den Ebola-Erreger sicher abtöten kann, warum soll Chlordioxid nicht das gleiche auch im Körperwasser (also Blutplasma und Zwischenzellwasser) können? Nun ein afrikanischer Arzt aus unserer weltweiten MMS-Familie arbeitet bereits recht erfolgreich an der Behandlung von an Ebola Erkrankten. Um ihn zu schützen, werden wir an dieser Stelle jedoch nicht Namen und Ort nennen.

Fakten:
- US-Army: Chlordioxid gegen Ebola
- Firma Chlordisys

4.6.5 Doppelmoral „Chlorhuhn"

Einerseits wird MMS und Chlordioxid in den Medien als etwas sehr Giftiges und Gefährliches dargestellt. Andererseits wird der selbe Stoff vom selben Bundesamt für Risikobewertung und vom selben TV-Sender über den Klee gelobt, je nachdem was gerade das Ziel der Propaganda ist.

Das "Chlorhuhn" ist für viele Verbraucher ein entscheidender emotionaler Dreh- und Angelpunkt bei der Diskussion um das Freihandelsabkommen TTIP der EU mit den USA. Hintergrund: In den USA werden ganze Hühner oder Geflügelteile im letzten Arbeitsschritt vor dem Einpacken/Einfrieren zumeist in eine Chlordioxidlösung getaucht und somit gründlich entkeimt. Mit dem TTIP-Abkommen dürften diese dann auch in der EU verkauft werden, was bisher seit 1997 ausgeschlossen war. Chlordioxid war lange Zeit in der EU als Konservierungsstoff mit der Nummer E926 zugelassen. Um den Weg für die USA zu ebnen betreibt die ARD eine offensichtliche Doppelmoral. Geht es um gesundheitliche Behandlungen mit MMS nach Jim Humble, handelt es sich bei dem Ausgangsprodukt Natriumchlorit oder dem Wirkstoff Chlordioxid um "giftige Chlorbleiche" mit schlimmen Gefahren für Leib und Leben (ARD Kontraste). Wird der selbe Stoff von den USA aber zum Entkeimen von Geflügel verwendet, werden zum Teil die selben Experten und Institutionen bemüht, um die Harmlosigkeit dieses Stoffes zu beteuern (ARD REPORT). Die USA-hörigen REPORTer lassen dann den BfR-Experten Ellerbroek vom selben Bundesamt für Risikobewertung ein Plädoyer für eine Chlordioxidbehandlung von Geflügelprodukten auch in Deutschland halten, dass selbe Institut, dass gegen MMS so eindringlich warnt. Auch die anderen Wissenschaftler wie Reinhard Fries, Leiter des Instituts für Fleischhygiene und -technologie an der Freien Universität Berlin, und Thomas Blaha, Epidemiologe von der Tierärztlichen Hochschule Hannover, zeigen die deutlichen Vorteile auf und befürworten eine solche Behandlung von Geflügelprodukten.

Aber allen 3 Aussagen gemein ist, dass bewusst nur von "Behandlungen mit Chlorverbindungen" und "Chlorbehandlungen von Geflügel" gesprochen wird. Reines Chlor und die meisten Chlorverbindungen sind jedoch hoch giftig oder erzeugen bedenkliche Verbindungen. Der hier eigentlich zur Anwendung kommende Wirkstoff nämlich das Natriumchlorit bzw. Chlordioxid wird hier bewusst nicht explizit genannt, um bloß keinen Freifahrtschein für MMS und Co. auszustellen. Wie soll man auch dem dummen Verbraucher erklären, dass man mit Chlordioxid behandelte Lebensmittel wie Geflügel oder Trinkwasser bedenkenlos verzehren kann und in damit behandeltes Wasser der Schwimmbäder bedenkenlos baden kann, wo es sich doch um "giftige Chlorbleiche" handelt? Wieso soll der selbe Wirkstoff, der außerhalb des Körpers bewiesenermaßen so wirksam und ungiftig ist, im Körper nicht wirken und giftig sein? Jede der unzähligen offiziellen Studien über Chlordioxid hat sich bisher letztendlich als ein weiteres Argument für MMS herausgestellt.

Ich halte die Behandlung von Geflügel mit Chlordioxid tatsächlich für sinnvoll und harmlos, da jedes fünfte Huhn im Schlachthaus und damit auch im Supermarkt mit Salmonellen belastet ist. Das ZDF Zoom Magazin fand im Januar 2013 sogar in den meisten Supermarktprodukten die gefährlichen Antibiotika resistenten MRSA-Keime. Komisch dass kein Experte besondere Vorsicht bzw. Hygiene bei der Verarbeitung dieser belasteten Produkte in privaten Haushalten anmahnt, wo es doch explizit um den Verbraucherschutz geht. Das gebratene, gebackene oder gekochte Huhn ist sicherlich keimfrei. Aber was ist mit dem Messer oder z.B. dem Schneidbrett in der Küche? In unseren “MMS-Tipps” zeigen wir wie man mit MMS/CDS z.B. Schneidebretter, Messer und Küchenschwämme mit MMS absolut keimfrei machen kann.

Fakten:
- Warnung des Bundesamtes für Risikobewertung BfR
- BfR für Chlorhuhn
- Die Achse des Guten "Das Chlorhuhn - Vogel des Jahres"
- Der standard.at "Kommt ein Chlorhuhn geflogen"
- ARD-Politikmagazin Report Mainz "Chlorhühner sind nicht ungesünder"
- BUND schlägt Alarm: Keime im Putenfleisch

5. MMS-Tipps für Freizeit, Haushalt und Urlaub

5.1 MMS-Tipp-Nr. 1 Schimmelpilze in der Wohnung

Viel öfter als man denkt, ist offener oder verdeckter Schimmelbefall im Wohnraum der eigentliche Auslöser für die vielen Unverträglichkeiten, Allergien und anderen Krankheiten. Schimmel kann durch feuchtes Mauerwerk z.B. durch falsche Außenisolation oder auch durch falsche Lüftungsgewohnheiten entstehen. Schimmelpilze und -sporen sind für Chlordioxid in der Regel kein Problem. Es gibt zwei Möglichkeiten der Anwendung.

Zum einem kann man den betreffenden Raum mit einer Chlordioxidbegasung entkeimen. Dazu eignet sich nur das klassische MMS, da nur dieses bei der Aktivierung eine starke Gasbildung hervorruft. Je nach Raumgröße aktiviert man z.B. 30-40 Tropfen MMS in eine Glasschale und fügt kein Wasser hinzu. Stattdessen lässt man diese Reaktion vollständig ablaufen. Man stellt diese Schale in die Mitte des Raumes, verschließt Fenster, Türen und sonstige Ritze und begast so den Raum über mehrere Stunden (am besten über Nacht). Mit dieser Methode werden nicht nur die Schimmelpilze und -sporen an den sichtbaren Stellen, sondern auch die, die in der Luft schweben, sicher abgetötet. Nachher ist die Lösung klar, das Chlordioxid ausgegast und zerfallen.

Achtung: In diesem Raum sollten sich während der Begasungszeit keine Menschen und Tiere aufhalten! Obwohl das meiste Chlordioxid nach der Begasung schon zerfallen ist, sollte der Raum zur Sicherheit erst einmal großzügig gelüftet werden.

Zum anderen kann man mit einer aktivierten MMS- bzw. CDS-Lösung, pur oder z.B. 1:10 mit Wasser verdünnt, mit einer Sprayflasche die verschimmelten Stellen besprühen. Ggfs. bietet sich an beide Verfahren nacheinander zu kombinieren.

Weitere Anwendungsbereiche

Krankenzimmer entkeimen

Hat ein Familienmitglied eine ansteckende Krankheit, kann es sinnvoll sein, das Krankenzimmer zwischendurch und nach Überwindung der Krankheit auf diese Weise zu begasen und somit zu entkeimen. Dies ist eine mögliche Maßnahme um die Ansteckung anderer Kinder und Familienmitglieder zu verhindern.

Starke Gerüche neutralisieren

Wenn organisches Material bakteriell abgebaut wird, entsteht ein sehr unangenehmer stechender Geruch. Insbesondere wenn ein Tierkadaver oder eine menschliche Leiche länger in einem Raum gelegen hat. Auch hier ist die Raumbegasung hoch effizient und der Raum ist wieder geruchsneutral und völlig entkeimt.

5.2 MMS-Tipp-Nr. 2 Kühlschrank, Auto und Räume entkeimen

Diesen Tipp habe ich von Jim persönlich erhalten. Einmal während meiner Ausbildung lud er mich in seine kleine Wohnung in Barahona in der Dominikanische Republik ein und sagte mir er hätte da einen ganz praktischen MMS-Tipp. Meine Augen leuchteten, ich erwartete jetzt einen ganz neuen Tipp um lebensbedrohliche Krankheiten wie Krebs noch schneller auszumerzen. Stattdessen wollte er mir erklären wie er seinen Kühlschrank mit MMS entkeimt. Ich war zunächst enttäuscht, jedoch stellte sich gerade dieser Tipp als der Renner in meinen MMS-Seminare heraus. Nach Jim übertragen sich häufig Keime von einmal umgekippten oder vergammelten Lebensmitteln auf die neu eingelagerten. Diese sind dann zum einen nicht so haltbar und zum anderen können diese Keime auch gesundheitlich gefährlich werden. Außerdem war er viel zu faul einen verkeimten Kühlschrank erst aufwendig auszuräumen und dann feucht auszuwischen, zumal man hier häufig die Keime nur verreibt. Hier also der Tipp:

Aktiviere 10 bis 15 Tropfen vom klassischen MMS in einer Glasschale, füge kein Wasser hinzu und stelle diese z.B. über Nacht in den Kühlschrank. Fertig! Halt Moment: Was ist mit dem ganzen Kühlschrankinhalt? Keine Sorge, dem passiert nichts. Das Chlordioxidgas füllt den ganzen Raum aus und entkeimt jede Oberfläche im Kühlschrank - auch auf dem Obst, Gemüse, Fleisch usw. ohne irgend einen Schaden an den Nahrungsmitteln zu hinterlassen. Am nächsten Tag ist die Lösung in der Schale glasklar und der Kühlschrank vollständig entkeimt. Das gesamte Chlordioxid ist in der Regel ausgegast und anschließend auch zerfallen. Reste von aktiviertem MMS, welches nicht mehr gebraucht wird, gibt Dr. Andreas Kalcker gerne in eine Glasflasche und lässt dabei den Verschluss offen. Diese wird in den Kühlschrank gestellt und sorgt im Gegensatz zur obigen Einmalentkeimung für eine permanente langsame Dauerentkeimung des Kühlschrankes über mehrere Tage. So hat man nie wieder vergammeltes Obst oder Gemüse, stattdessen vertrocknet und verdorrt es nur langsam. Der einzige Kühlschrankinhalt der tatsächlich Schaden nehmen könnte, sind evtl. teure spezielle Käsesorten, die eine Bakterien- oder Pilzummantelung haben.

Weitere Anwendungsbereiche

Auto / Klimaanlage entkeimen

Irgendwann ist das Schwitzwasser in den Lüftungsschläuchen und am Kondensator der Autoklimaanlage verkeimt und es rieht immer unangenehm im Auto, wenn man die Lüftung einschaltet. Außerdem haben z.B. Hundebesitzer häufig das Problem, dass das Auto insbesondere die Autositze muffeln. Dies ist bedingt durch den bakteriellen Abbau von organischen Substanzen wie z.B. der Sabberschleim. Werkstätten bieten zumindest eine Entkeimung der Klimaanlage und der Lüftungsrohre für ca. 70€ an. Hier kommt der Tipp, wie es für 5 Cent geht:

Aktiviere ca. 15-20 Tropfen vom klassischen MMS in einer Glasschale und stelle sie vorne in den Fußraum. Schalte nun das Lüftungsgebläse auf die höchste Stufe und stelle die Lüftung so ein, dass keine Außenluft angesaugt wird, sondern nur aus dem Innenraum (Lüftungsventilator statt auf Frischluft auf Umluft stellen). Jetzt verschließe alle Fenster und Türen und lasse ca. 15-20 Minuten das Chlordioxidgas durch das Auto zirkulieren. Da ein voll eingeschaltetes Gebläse die Autobatterie empfindlich auslaugen kann, kann man auch den Motor bei dieser Prozedur kurz laufen lassen. Dann sollte das ganze nicht unbedingt in einer Wohnstraße durchgeführt werden. Da man diese Prozedur nur selten macht, ist die Umweltbelastung durch die Abgase im Leerlauf bei den modernen Motoren von heute meiner Ansicht nach vernachlässigbar.

Achtung: Im Auto sollten sich während der Begasungszeit keine Menschen oder Tiere aufhalten! Anschließend ist das Auto zur Sicherheit erst einmal großzügig zu lüften.

5.3 MMS-Tipp-Nr. 3 Der Urlaubsretter (CDS-Sprühflasche)

Eine Erkrankung kann einem den ganzen wohlverdienten Urlaub vermiesen. Laut der WHO sind die meisten Durchfallerkrankungen im Urlaub auf verkeimtes Trinkwasser zurückzuführen. Hinzu kommen Infekte, die man sich z.B. durch verdorbene oder verkeimte Nahrungsmittel zuziehen kann und durch infizierte Wunden.

Da haben wir in der MMS-Gemeinde unseren Universalproblemlöser: die CDS-Sprühflasche. Schon eine 10ml Glasflasche mit Sprühkopf (bei einigen Anbietern als Dosierhilfe oder -set erhältlich) und der Urlaub ist gerettet.

MMS:
Aktiviere 6 bis 15 Tropfen direkt in der 10ml Glasflasche und fülle den Rest mit Wasser auf.

oder

CDS/CDSplus:
Fülle 2 bis 5ml der gebrauchsfertigen gelben Lösung in die Glasflasche und den Rest mit Wasser auf.

Diese Mischung kannst Du nun bis zu 14 Tage mit Dir z.B. in der Handtasche herumtragen ohne Kühlung. Der Spraykopf verhindert das zu schnelle Entweichen des Chlordioxidgases. Je heißer die Temperaturen desto höher kannst Du die obige Dosierung machen.

Ablauf im Urlaub:
- Bereite diese Sprayflasche kurz VOR dem Urlaub zu.
- Packe das MMS Set bzw. das aktivierte CDSplus in den Koffer.
- Die Sprayflasche kann im Flieger mit ins Handgepäck in einen durchsichtigen Beutel, da unter der Inhalt unter 100ml beträgt.

Anmerkungen:
Es ist in den meisten folgenden Anwendungsbereichen im Grunde egal ob die Lösung mit MMS oder CDS hergestellt wird, da ein Wassernebel mit gelöstem Chlordioxid versprüht wird und kein reines

und damit möglicherweise gefährliches Chlordioxidgas! Die mit MMS hergestellte Lösung ist halt pH-sauer und könnte in größeren Mengen Textilien ggfs. leicht angreifen (kommt ein bisschen auf die Verdünnung an!).

Anwendungsmöglichkeiten:

1. Bordtoiletten
Den ca. bis zu 400 Menschen im Flieger stehen nur ca. 3 bis 4 Toiletten gegenüber. Dementsprechend ist die Hygienesituation. 1 bis 2 Sprühhübe auf die Türklinken und auf den Toilettendeckel lösen hier in wenigen Sekunden das Problem.

2. Kranke Reisebegleiter
Neben dir sitzt im Flieger oder Bus jemand z.B. mit einer Erkältung und niest Dich ständig an und verteilt so seine Keime in der Luft. Du malst Dir schon aus wie Du die ganze Zeit im Urlaub irgendwelche Apotheken nach Husten- und Schnupfenmitteln abklapperst, während die anderem schöne Ausflüge unternehmen. Dann sprühe 1 bis 2 Hübe hoch in die Luft. Dies entkeimt nachweislich die Keime in der Luft. Du kannst diesen Sprühnebel auch einatmen um Deine Atemwege wieder keimfrei zu machen. Keine Sorge es ist ein Aerosol der Chlordioxidlösung kein reines Chlordioxidgas und damit ungefährlich!

3. Begrüßungsdrink
Im Hotel angekommen gibt es dann einen Begrüßungsdrink. Dieser ist häufig in Ordnung, aber die Eiswürfel in der Regel nicht. Die meisten Eiswürfelmaschinen sind völlig verkeimt. 1 bis 2 Sprühstöße in das Glas kurz warten und auch dieses Problem kann leicht umgangen werden.

4. Hotelzimmer / Bäder
Aus den TV-Reportagen wissen wir, dass Badezimmer in Hotels oberflächlich sauber aussehen. Unter UV-Licht zeigt sich jedoch häufig, dass die Keime nur verrieben wurden. Also die Toilettendeckel, Becken und Armaturen einsprühen, kurz warten und dann abspülen bzw. abwischen. Schon hat man für die Zeit seines Urlaubes ein annehmbares Badezimmer.

5. Hotelzimmer muffelig

In Ländern mit hoher Luftfeuchtigkeit riechen Hotelzimmer, Sofas oder Betten häufig muffelig. Dies deutet immer auch eine hohe Keimbelastung hin, da Gerüche fast immer auf bakterielle Zerfallsprozesse zurückzuführen sind. Auch hier können einige Sprühstöße hilfreich sein. Wenn es der ganze Raum ist, wäre hier eine Raumbegasung, wie oben in den vorherigen MMS-Tipps erwähnt, sinnvoll. Dies geht nur mit dem klassischen MMS.

6. Klimaanlage

In heißen Urlaubsländern kommen auch immer Klimaanlagen zum Einsatz. Da warme Luft mehr Feuchtigkeit tragen kann als kalte, schlägt sich auch immer Kondenswasser in diesen Geräten nieder. Dieses neigt mit der Zeit zur Verkeimung, so dass eine Klimaanlage und deren Zuleitungen einen Raum auch ständig mit Keimen belasten können. Wieder ein Einsatzbereich für unsere Sprayflasche.

7. Lebensmittel / Trinkwasser

Unterwegs auf dem Markt oder in den Bergen kann es sein, dass man auf Trinkwasser aus nicht sicheren Quellen angewiesen ist. Obst und Gemüse in warmen Ländern können auch Hepatitis A übertragen. Auch hier sorgen einige Sprühstöße ins Trinkwasser oder auf das Obst/Gemüse dafür, dass Du Deinen Urlaub weiterhin genießen kannst.

8. Wunddesinfektion

Solltest Du am Strand Dich an einer Muschel schneiden oder beim Wandern Dir eine Wunde zuziehen, kannst Du diese Einsprühen und eine Infektion der Wunde vermeiden.

9. Körper- und Mundgeruch

Falls Du spontan jemand Netten im Urlaub kennenlernst, kannst Du Deine Erfolgschancen erhöhen, wenn Du Deinen Körper mit CDS einsprühst. Dein Schweiß riecht nur wenn ihn die Bakterien auf Deiner Haut in Buttersäure umwandeln. Keine Bakterien, kein Körpergeruch! Dies hatte auch auf der Dom. Republik bei Jim wunderbar funktioniert. Sprühe auch einige Stöße in Deinen Mund und lasse es mit der Spucke 1-2 Minuten zwischen den Zähnen durchziehen.

Schon steht Dir auch kein lästiger Mundgeruch mehr für ein vielversprechendes Date im Wege. Keine Sorge liebe Damen, der Chlordioxidgeruch verzieht sich bei beiden Anwendungen innerhalb weniger Minuten vollständig.

10. Lebensmittelvergiftung durch verdorbenen Fisch oder Muscheln

Eine Lebensmittelvergiftung mit schlechtem Fisch oder Muscheln ist lebensbedrohlich. Ich selber habe einmal fast 1 Woche ständig erbrochen und Durchfall gehabt. Damals hatte ich noch kein MMS. Dr. Andreas Kalcker hat einmal selbst in einer solchen Situation 6 aktivierte Tropfen MMS genommen und dies noch stündlich zweimal danach. Dann hörten alle Beschwerden auf und der Körper gewann das Wettrennen bei dieser Superinfektion.

Ich weiß, dass überhygienisch zu sein auch empfindlich und krank machen kann. Dies war einmal überspitzt alles zusammen getragen, wo MMS im Urlaub sinnvolle Hilfe leisten kann. Jeder kann sich aus diesem Spektrum das herauspicken, was ihn anspricht. Vielleicht fallen Euch ja noch ein paar weitere interessante Möglichkeiten ein. Helft mit diesen Beitrag zu verbessern!

5.4 MMS-Tipp Nr. 4 Biofilme im Bad, WC und Küche

Wir haben die Vorstellung, dass Bakterien einzeln herum schwimmen und sich vermehren. Tatsächlich leben Bakterien häufig in Kolonien und bilden eine schützende Schleimschicht (Biofilm) um ihre Kolonie. Dadurch sind die Bakterien gegen extrem widrige Randbedingungen, wie z.B. dem pH-Wert der Umgebung, beständig und geschützt. Dieser Biofilm schützt sie nach außen auch vor anderen Bedrohungen wie z.B. vielen Bioziden oder Antibiotika und bietet im Inneren beste Lebensbedingungen für das Wachstum der Bakterien. In Küche und Bad sind diese Biofilme z.B. als rötliche oder schwarze Streifen auf oder in den Kachelfugen zu sehen. Diese Biofilme bilden sich aber auch in Wassertanks, Wasserfiltern, Leitungen, der Abtropffuge im Kühlschrank oder z.B. auf dem immer feuchten Küchenschwamm. Chlordioxid hat gegenüber vielen anderen Bioziden eine ganz besondere Eigenschaft:

Chlordioxid kann Biofilme sehr schnell durchdringen und diese vollständig auflösen.

Dadurch sind dann die Bakterien dem Chlordioxid schutzlos ausgeliefert und werden gründlich abgetötet. Diesen Effekt macht man sich zum Beispiel in Brauereien und milchverarbeitenden Betrieben zu nutze. Dort werden Leitungen und Behälter regelmäßig mit Chlordioxid gespült und so entkeimt.

Analog dazu bilden auch die krankmachenden Keime im Körper von Mensch und Tier Biofilme zum Schutz ihrer Kolonien. Vielleicht ist diese Eigenschaft von Chlordioxid, neben der starken Oxidationskraft, eine Erklärung für die schnelle und gründliche entkeimende Wirkung im Körper. Bei Antibiotika müsste man immer höher dosieren, um durch diesen Biofilm zu kommen und dann noch mit der Anpassungsfähigkeit der Bakterien durch Mutation Resistenzen zu entwickeln kämpfen. Diese Probleme hat Chlordioxid zum Glück nicht.

Anleitung:
Einfach eine MMS-/CDS-Sprühflasche nach MMS-Tipp Nr.3 her-

stellen und mehrmals alle 10 Minuten den Biofilm einsprühen und einwirken lassen bis er sich ohne weiteres abspülen lässt.

5.5 MMS-Tipp Nr. 5 DMSO Reinheit wieder herstellen

DMSO wird häufig pur (ca. 99,9% Reinheit) verkauft. Wenn es länger gelagert wird, kann es auch Feuchtigkeit und damit Wasser anziehen. Normalerweise kennen wir nur Möglichkeiten etwas zu verdünnen. Flüssigkeiten wieder höher zu konzentrieren, kennen wir eigentlich nur durch Aufkochen. Dies können wir hier beim DMSO nicht anwenden, da es die chemische Struktur zerstören würde. Aber wir können uns eine Eigenschaft des DMSO ganz einfach zu nutze machen. DMSO wird unterhalb von 18 Grad kristallin und damit fest, besonders wenn es in Wintermonaten geliefert wird. Wenn wir nun die DMSO Flasche über Nacht in den Kühlschrank stellen, dann wird das DMSO darin fest, aber das Wasser gefriert noch nicht bei den Kühlschranktemperaturen und setzt sich oben ab. Nun gießen wir einfach das abgeschiedene Wasser ab und verschließen die Flasche wieder. Anschließend erwärmen wir die DMSO-Flasche in einem warmen Wasserbad (keine Mikrowelle!). Durch diesen einfachen Vorgang haben wir die Konzentration des DMSO wieder auf nahezu 100% erhöht.

5.6 MMS-Tipp Nr. 6 DMSO-Narbenlösung

(nach Dr. Hartmut Fischer www.pranatu.de)

Dieser wunderbare Tipp kommt vom DMSO-Spezialisten Dr. Hartmut Fischer persönlich. Selbst Jahre alte Narben von Verletzungen und OPs können nahezu vollständig wieder verschwinden. Irgendwie scheint DMSO bei der Zellerneuerung darauf hinzuwirken, dass die alte Zellstruktur und -ordnung wiederhergestellt wird. DMSO kann auch DNA-Schäden z.B. von Strahlenschäden wieder reparieren und ist als Notfallmittel bei jeder Strahlentherapie vorzuhalten.

Anmischen der Narbenlösung:
Zuerst werden 35 Gramm Magnesiumchlorid in 1 Liter Wasser gelöst. Ein Sprüh- oder Tropf-Fläschchen (siehe Bezugsquellen unten) wird dann zur Hälfte mit DMSO gefüllt und 2 Ampullen Procain dazu gegeben. Dieses Gemisch mit dem obigen Magnesiumwasser auffüllen bis Flasche voll. Das DMSO darf nicht in Berührung mit Kunststoffen kommen! Für die Übertragung von Flüssigkeiten aus Ampullen am Besten eine Spritze mit Kanüle verwenden. Diese Lösung dann dunkel aufbewahren!

Anwendung der Narbenlösung:
Bei guter Verträglichkeit jeden Tag einmal die Narben damit großzügig benetzen (Wattestäbchen oder Finger) und lange einwirken lassen bevor wieder Kleidung drüber kommt.

Das restliche Magnesiumwasser einfach aufheben oder täglich ein Schnapsglas voll in einem Getränk verdünnt konsumieren. Es ist ein wunderbares Mittel zur Gefäßreinigung.

Übrigens: Eine Narbe hat jeder Mensch: am Bauchnabel. Ich kann aus eigener Erfahrung nur sagen, dass dabei auch sehr intensive geistig-seelische Prozesse angestoßen werden können. Also hinlegen, Nabel freimachen, eintröpfeln, Augen zu und genießen!

Bezugsquellen:
siehe auf www.mms-seminar.com unter "Bezugsquellen"
- Magnesiumchlorid, DMSO und Dosier-Set (Spritze und Tropfflasche), 2 St. Procain Pasconeural 2% 5ml Ampullen (Apotheke)

6. Fazit

Basierend auf den dargelegten Fakten, Studien und klinischen Erfahrungsberichten kommt man zwingend zu folgendem überprüfbaren Ergebnis:

- **Chlordioxid ist nicht zu verwechseln mit reinem Chlor oder gar Chlorbleiche!**

- **Chlordioxid ist nicht giftig!**

- **Es zerfällt am Ende nur noch in Wasser, Sauerstoff und Kochsalz.**

- **Chlordioxid ist der beste Keimkiller auf diesen Planeten!**

- **Die orale Einnahme von Chlordioxidlösungen hat keine bekannten oder bleibenden Nebenwirkungen!**

- **Die Einzeldosen nach MMS-Anwendungsprotokolle nach Jim Humble sind sicher! (EPA-Studie)**

- **Die Dauer der MMS-Anwendungsprotokolle nach Jim Humble ist sicher! (WHO-Studie)**

- **Chlordioxid hat umfangreiche positive gesundheitliche Wirkungen auf den Körper!**

- **Chlordioxid wirkt u.a. erfolgreich gegen Malaria, HIV/AIDS und sogar Ebola!**

- **Es läuft eine vorsätzliche unwahre Hetzkampagne gegen MMS in den Massenmedien!**

- **MMS sollte zur Krisenvorsorge in jedem Haushalt vorrätig sein.**

Außerdem gibt es mittlerweile Weiterentwicklungen von MMS wie das pH-neutrale CDS bzw. CDSplus. Dies sind Chlordioxidlösungen, bei denen Laien nicht mehr mit höher konzentrierten Chemikalien hantieren müssen. Gefährdungen durch fehlerhafte Handhabungen scheiden somit auch weitestgehend aus.

Entweder gibt es im Land der Dichter und Denker keinen ergebnisoffenen Qualitätsjournalismus basierend auf gründlicher Recherche mehr oder es wird bewusst und vorsätzlich ein falsches Bild von Chlordioxid gezeichnet. Verheimlichen von wichtigen Teilen der Wahrheit ist für mich definitiv mit vorsätzlichem Lügen gleich zusetzen. Meine Frage: Cui bono? Wem gereicht dies zum Vorteil? Folge der Spur des Geldes und Du findest die Schuldigen!

Ein abschließendes Fazit kann und soll hier jeder nur für sich selber ziehen. Ich gebe hier aufgrund der überprüfbaren Fakten und Quellen mein persönliches Resümee wieder. MMS ist sehr vielseitig und kann von einfachen Infekten bis hinzu lebensbedrohlichen Krankheiten wie Malaria, Blutvergiftung (Sepsis), Nahrungsmittelvergiftung, MRSA-Infektion, Aids/HIV, Malaria, Denguefieber, SARS, Schweinegrippe, Ebola, Krebs und Diabetes schnell und effizient helfen bzw. hat das Potential dazu. Es ist als Ersatz für Antibiotika deshalb so interessant, weil es auch mutierte Antibiotika resistente Keime sicher abtötet und keine Schäden in der Darmflora hinterlässt. MMS kann vor bekannten und höchst wahrscheinlich auch künftigen unbekannten Keimen schützen, denen man das Potential zu Pandemien, also weltweiten Epidemien, zu schreibt. Der größte Vorteil ist aber wahrscheinlich der, dass sehr viele Menschen MMS auch einfach auf gut Glück bei bekannten und unbekannten Krankheiten anwenden können, da keine schweren akuten oder bleibenden Schäden durch die orale Einnahme von Chlordioxid bei den empfohlenen Protokollen, Rezepturen und Dosierungen bekannt sind.

Trotz dieser beeindruckenden Wirkungen ist MMS für mich kein Allheilmittel. Ich glaube nicht, dass es so etwas auf der rein körperlichen Ebene gibt. Ich sage immer: „MMS verschafft Dir Lebenszeit und Lebensqualität. Diese solltest Du nutzen um die geistig-seelischen Ursachen Deiner Erkrankung zu finden und aufzulösen. Ansonsten verwendest Du bzw. missbrauchst auch Du MMS wie ein schulmedizinisches Medikament, rein zur Symptomlinderung und -unter–drückung. Erst das Bearbeiten der eigentlichen Ursache führt aber zu einer dauerhaften Lösung bzw. zu vollkommener Gesundung". Deshalb verweise ich hier an dieser Stelle auf die folgenden Webinare und E-Books „Back2Balance" und „Back2Health" mit neuen Wegen zurück zum körperlichen und geistig-seelischen Gleichgewicht. In „Back2Balance" zeige ich fünf große Wege (z.B. Übersäuerung und Verschlackung) auf die zu Vergiftungen oder Mangelerscheinungen im Körper führen können auf. Zum Glück kann man alle diese Wege auch wieder zurückgehen und damit zu seinem Gleichgewicht zurückfinden. In „Back2Health" geht es dann um moderne, schnelle und effektive Techniken um auf geistig-seelischer Ebene z.B. Traumata, Ängste, Phobien, Neurosen, Psychosen aber auch Themen wie Schuld, Scham, Trauer und Vergebung aufzuspüren und aufzulösen. Erst mit all diesem Wissen und diesen Techniken ist meiner Erfahrung nach ein abgerundetes Bild von einer ganzheitlichen Betrachtung von Gesundheit und Krankheit möglich.

6.1 MMS-Seminare und Workshops vor Ort

Ich veranstalte regelmäßig MMS-Seminare und Workshops vor Ort in den Sprachen Deutsch, Türkisch und Englisch. MMS-Seminare sind Info-Abend von ca. 3,5 Stunden Dauer, wo ich nur einen Überblick über die Themen geben kann. Der MMS-Workshop hingegen ist sehr intensiv und geht über 2 Tage. Am ersten Tag geht es um die körperliche Entkeimung und Entgiftung (Detoxx) mit MMS, MMS2 und anderen hochwirksamen Mitteln. Am zweiten Tag zeige ich die eigentlichen geistig-seelischen Ursachen warum Krankheiten entstehen auf und wie man diese durch verschiedene Techniken in den Griff bekommt. Sehr wertvoll bei solchen Veranstaltungen ist der persönliche Austausch untereinander. Es herrscht in der Regel immer eine wundervolle Atmosphäre. Wenn Du ein solches Event bei Dir vor Ort organisieren möchtest, findest Du die Rahmenbedingungen auf der Webseite **www.mms-seminar.com**. Bitte melde Dich dort per Email.

6.2 MMS-Webinare

Um dieses spanende Heilwissen noch weiter zu verbreiten, gibt es künftig auch MMS-Webinare. Dies sind aufgezeichnete Online-Videos mit dem gleichen Inhalt wie bei den zweitägigen MMS-Workshops. So kann jeder die Kosten für Anfahrt, Übernachtung, Verpflegung und Eintrittskosten für einen MMS-Workshop vor Ort sparen. Auch gibt es dann keine terminlichen oder räumlichen Probleme mehr. Starte Dein MMS-Webinar wann Du willst und wo Du willst und wiederhole interessante Stellen so oft Du möchtest. Auch ich spare die Kosten für Anfahrt, Übernachtung, Raummiete und teilweise für Bewerbung solcher Ereignisse und gebe dies durch deutlich reduzierte Preise für die MMS-Webinare gerne an Dich weiter. Solltest Du doch die Vorzüge der persönlichen Zusammenkunft schätzen, bist Du natürlich herzLicht willkommen bei meinen MMS-Seminaren und Workshops vor Ort.

6.3 Persönliche Beratung

Aus den Erfahrungen meiner Seminare kam auch ich um eine ganzheitliche Betrachtung von Gesundheit nicht umhin. Während einerseits Maßnahmen auf körperlicher Ebene wie z.B. eine MMS-Anwendung notwendig sein können, bedarf es auch der Bearbeitung der krankheitsverursachenden Themen auf geistig-seelischer Ebene. Einige der geistig-seelischen Techniken wie Aurareinigung, Power-Light (eine Art Reiki ohne Limits) und CQM (chinesische Quantenmethode nach Gabriele Eckert) habe ich persönlich gelernt und mit sehr interessanten Ergebnissen an Freiwilligen angewandt. Mit der Zeit hat sich aus einer Mischung dieser Techniken und einigen neuen Elementen meine eigene Technik „3-Schritte-zurück" entwickelt. Ich biete immer, wenn sich die Gelegenheit bietet, diese Einzelsitzungen an und bitte darum, dass sich nur Menschen anmelden, die eine Resonanz auf diese Themen bzw. auf mich haben. Beim ersten Mal mache ich grundsätzlich eine Aurareinigung und einige andere Dinge wie die Rückverbindung zur Seele. Dieses Erwachen ist meiner Erfahrung nach die Grundlage. Dann sind die Menschen wesentlich stabiler und CQM und andere geistige Techniken gehen schneller und effizienter bzw. sind dann häufig gar nicht mehr nötig. Diese

Erstsitzung kann 1,5 bis 3 Stunden dauern und erfolgt auf Spendenbasis. Danach solltest Du Dir nicht mehr viel vornehmen. In 99% der bisherigen Fälle bleibt dies auch die einzige Sitzung, da Du danach in der Lage sein solltest alle weiteren Themen alleine zu bewältigen. Geistheilung ist keine schulmedizinisch anerkannte Technik und ich kann im Vorfeld keinerlei Wirkung versprechen. Es passiert immer soviel, wie Deine Seele zulässt. Außerdem heile ich gar nichts, sondern helfe Dir, Dich selbst zu heilen. Häufig sind solche Einzeltermine vor, während oder nach einem MMS-Wochenende in einer Stadt buchbar. Ich freue mich auf Dich. In letzter Zeit führe ich viele dieser Techniken auch telefonisch mit gleichem Effekt aus. Dies ist auch für mich immer sehr spannend.

6.4 Die neue MMS-Plattform

Die Webseite **www.mms-seminar.com** wurde in der Funktionalität deutlich ausgebaut. Nach einer Anmeldung mit Deiner Emailadresse oder einfach mit Deinem Facebook-Account stehen Dir viele kostenlose Informationsmöglichkeiten zum Thema MMS und anderer alternativer Heilmittel und -methoden zur Verfügung. Neben diesem E-Book kannst Du dort ein MMS-Einführungs-Webinar kostenlos ansehen, die neuesten MMS-News lesen oder Dich mit anderen Anwendern austauschen. Weiterhin stehen Dir eine aktuelle Liste mit Büchern und Bezugsquellen, sowie die stetig wachsende Erfahrungsdatenbank zur Verfügung. Neben diesen kostenlosen Angeboten stehen Dir zusätzlich kostenpflichtige Webinare und E-Books zu weiteren ganzheitlichen Gesundheitsthemen zur Verfügung.

6.5 Spendenaufruf

Dieses Buch informiert Dich lediglich über alternative Heilmittel und -methoden. Es soll Menschen in Not Hoffnung geben und Wege aufzeigen, die Verantwortung für sich wieder in die eigenen Hände zu nehmen. Alle diese Informationen wurden über Jahre mit viel Liebe, Zeit, Kosten und persönlichem Aufwand zusammengetragen und werden Dir hier größtenteils kostenlos übergeben.

Sollte Dir, Deiner Familie oder Deinen Freunden und Bekannten oder Deinen Haustieren dieses hier vermittelte Wissen in irgendeiner Form weitergeholfen haben oder möchtest Du die Verbreitung von alternativen Heilwissen im Allgemeinen oder die weltweiten Aktivitäten der Jim Humble Bewegung im Besonderen unterstützen, dann bitte ich JETZT um Deine großzügige Spende.

per Paypal:
Geld senden an **info@mms-seminar.com**
(Vermerk „MMS-SPENDE")

oder **per Überweisung:**
Ali Erhan
IBAN DE09500105175412510599
BIC INGDDEFFXXX
Ing-Diba Bank
Verwendungszweck: „MMS-SPENDE"

Meine weltweiten Aktivitäten laufen nicht über einen gemeinnützigen Verein in irgendeinem bestimmten Land und sind daher leider auch nicht steuerlich absetzbar. Ich versichere Dir, dass alle finanziellen Überschüsse für das internationale Gemeinwohl verwendet werden.

6.6 Wir brauchen auch Deine Hilfe!

Übersetzungen
Sprachbarrieren sind eine der Hauptgründe, weshalb Wissen über alternative Heilmittel und -methoden häufig lokal begrenzt bleibt. Bist Du mehrsprachig und möchtest Du, dass die Inhalte dieses E-Books auch in weiteren Sprachen den Menschen verfügbar wird, dann hilf mir bitte dieses Buch zu übersetzen. Ansonsten muss ich dafür Spendengelder aufwenden. Vorrangig sind für mich muttersprachliche Übersetzungen in die Sprachen Englisch, Spanisch, Portugiesisch, Türkisch und Französisch. Aber auch andere Sprachen sind sehr willkommen.

Verbreitung

Sehr viele Menschen haben noch immer nichts von dem Wissen in diesem Buch gehört. Sprich über MMS und versende dieses E-Book per Email. Hilf mit dieses Wissen überall zu verbreiten z.B. am Arbeitsplatz, im Verein, auf anderen Plattformen und sozialen Netzwerken.

Zeig Gemeinschaftssinn und leiste Deinen Beitrag für das Gemeinwohl!

6.7 Anmerkungen von Jim Humble

„Viele von Euch haben auch den Eindruck, dass in dieser Welt sehr vieles sehr schief läuft. Das ist auch so und wird in genau unserer Zeit sogar noch eskalieren. Ein uralter Kampf der beiden Urpole Gut und Böse kommt nämlich an seinen Höhepunkt. Das prophezeite sogenannte „goldene Zeitalter“ kommt nicht von allein. Keine höheren Mächte wie Engel, Energiewesen oder Außerirdische, deren Existenz ich gar nicht abstreiten will, werden uns retten kommen. Das ist unsere ureigene Aufgabe. Deswegen bist Du genau jetzt hier. Also übernimm Verantwortung für Dich, Dein Leben, Deine Gesundheit und Dein Umfeld. Reinige Dich zunächst auf körperlicher und geistig-seelischer Ebene. Dann vernetze Dich mit Gleichdenkenden und erinnere Dich an Deine eigentliche Aufgabe hier. Dieser letzte große entscheidende Kampf wird nicht mit irgendwelchen Waffen und auch nicht im Außen gewonnen werden können. Dazu muss Du Dich in Dein Inneres begeben und wieder erkennen und annehmen, dass es keine größere Macht als Dich in diesem Universum gibt. MMS ist nicht das Ende der Fahnenstange, es ist erst der Anfang…“

(Auszüge aus einem Interview mit Jim Humble in Mexico, Dezember 2014)

- ENDE -

ÜBER DEN AUTOR

Dipl.-Ing. Ali Erhan – Maschinenbau-Ingenieur und IT-Berater, kam durch eigenes Leid zu alternativen Heilmethoden. Eine erfolgreiche MMS-Eigenbehandlung und eine Trainerausbildung beim Entdecker Jim Humble persönlich wiesen ihm seinen künftigen Weg. Als selbstständiger Seminarleiter gibt er seit Jahren im deutschsprachigen Raum Abendseminare und Praxis-Workshops zum Thema "Heilen mit MMS?". Hier erfährst Du alles über Jim Humble, seine Entdeckung, die Wirkungsweise und Anwendung von MMS bzw. Chlordioxid. Dabei werden Chancen aber auch die Risiken und Nebenwirkungen sowie die Grenzen von MMS kritisch aufgezeigt, die weit über die bisher bekannten Publikationen hinausgehen. Außerdem beschreibt er Dir ausführlich die neueren Weiterentwicklungen wie das viel besser verträgliche und ph-neutrale CDS (Chlorine Dioxide Solution). Wichtig für ihn ist es die Eigenverantwortung jedes Einzelnen wieder zu stärken und ein ganzheitliches Bild von Gesundheit und dem Prozess des Krankwerdens zu vermitteln. In einem 5-Punkte-Programm sowohl für den Körper (Back2Balance) als auch für das Zusammenspiel von Geist und Seele (Back2Health) zeigt er allgemein Wege zurück ins Gleichgewicht und damit zur Gesundheit auf ohne eine Krankheit dabei direkt zu behandeln. Darüber hinaus befasst er sich mit den spannenden Techniken des geistigen Heilens wie Aurareinigung, Power-Light und CQM (Chinesische-Quanten-Methode) sowie der neu aufkommenden Informationsmedizin.

… und wir werden immer mehr!

Die Antwort lautet 42.
Love is the answer!

Weitere geplante Bücher von Ali Erhan:
"Back2Balance "- Wege zurück ins körperliche Gleichgewicht

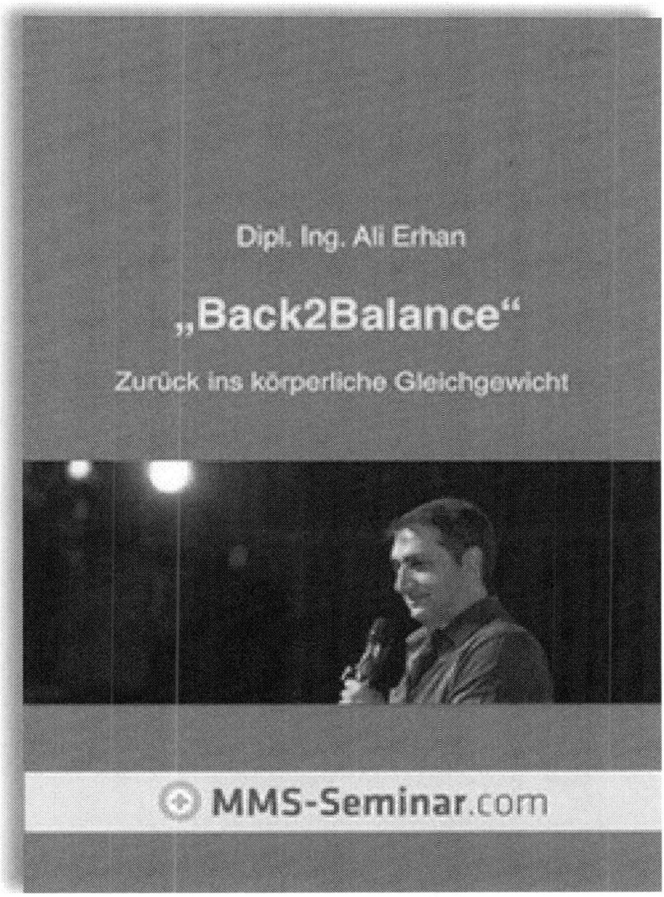

Gesundheit heißt Gleichgewicht auf den Ebenen Körper, Geist und Seele. In seinem zweiten Buch "Back2Balance" zeigt Ali Erhan auf, dass nahezu mit allen Krankheiten ein Ungleichgewicht auf körperlicher Ebene einhergeht. Dabei hat man es mit einem Zuviel (Vergiftungen) und mit einem Zuwenig (Mangelerscheinungen) zu tun. Er zeigt in beiden Fällen fünf einfache und pragmatische Wege auf zurück ins körperliche Gleichgewicht zu finden. So kann man Krankheiten vermeiden oder gar wieder gesund werden ohne die eigentliche Krankheit direkt behandelt zu haben.

"Back2Health" - Wege zurück ins geistig-seelische Gleichgewicht

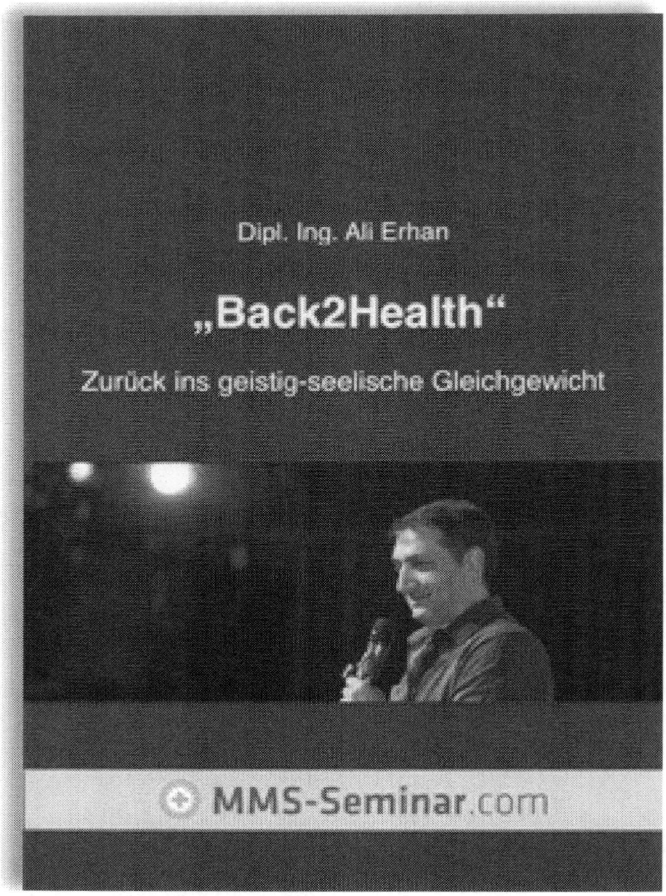

Gesundheit heißt Gleichgewicht auf den Ebenen Körper, Geist und Seele. In seinem dritten Buch "Back2Health" zeigt Ali Erhan auf, dass die Ursache von körperlichen Beschwerden und Krankheiten fast immer geistig-seelischen Ursprungs sind. Unabhängig davon ob man diese nun mit schulmedizinischen oder alternativen Mitteln und Methoden behandelt, behandelt man eigentlich nur die Symptome. Er zeigt moderne Techniken auf alte Ängste und Belastungen z.B. aus Traumata, Scham, Schuld, Trauer, Wut, Hass und Zorn schnell ausfindig zu machen und somit die eigentlichen Ursachen sanft und effektiv aufzulösen. Dabei stellt er auch seine selbstentwickelte Technik "5-Schritte-zurück" vor.

5750372R00095

Printed in Germany
by Amazon Distribution
GmbH, Leipzig